돈 쓰지 않고
자세 바로잡는 책

운동과 병원치료로도
**사라지지 않는
통증,**
BRM 테이핑으로
해결한다

김재원 지음

돈 쓰지 않고 자세 바로잡는 책

피오르드

PROLOGUE

몸이 바뀌면 인생이 달라진다

약 15년 전, 빗길에서 운전하던 중 교통사고가 일어났다. 이 처참한 사고로 나는 척추가 골절되었다. 의사는 수술을 권유했지만 같은 수술을 받고 사망한 환자가 여럿 있다는 이야기를 듣게 되었다. 만약 몸이 전혀 움직이지 않았다면 아무리 위험한 수술이더라도 선택했을 것이다. 하지만 불행 중 다행으로 걷는 정도의 동작은 가능했고 깊은 고민 끝에 수술하지 않기로 했다.

대학에서 체육학을 전공하며 운동을 즐겨왔던 나는 이 사건으로 건강을 잃었다. 진통제를 먹어도 효과는 잠시뿐이었다. 잠들 수조차 없는 나날을 보내며 고통과 불안은 커졌다. 허리를 되살릴 방법이 없는지 헤매었다. 부산에서 서울로, 다시 경주로 이동하며 유명하다는 병원과 클리닉을 찾아다녔지만 허리는 좀처럼 나아지지 않았다.

그러던 어느 날, 테이핑을 알게 되었다. 테이핑은 몸의 중심을 바로잡기 위해 고민하는 사람에게 무척 훌륭한 해답을 제시하는 기법이다. 스스로 디스크 또는 신경통을 앓고 있다고 생각하는 사람 중 다수는 '가짜 신경통'을 겪고 있다. 사실은 근육이 문제인데 우리는 무조건 신경을 탓

한다. 잘못된 자세와 습관 혹은 부상 때문에 움츠러든 근육을 유연하게 펴고, 근육을 감싸고 있는 근막의 기능을 살리면 우리 몸은 자연스럽게 회복될 수 있다. 테이핑이 바로 이 과정을 돕는다.

어느덧 나는 15년 넘게 테이핑을 연구하며 강의하고 있다. 그런데 한 가지 특이한 현상을 발견했다. 테이핑을 배우겠다며 눈을 빛내던 대다수의 초보자가 불과 몇 시간 만에 관심을 잃는 경우가 흔하다는 점이다. 테이핑을 제대로 배우기 위해서는 뼈와 근육의 구조, 즉 해부학적 지식이 필요하다. 그러다보니 진입 장벽이 높아져 입문하기 어렵다는 단점이 발생한다. 이렇게 좋은 테이핑을 더 많은 사람과 함께 누리지 못하다니…. 안타까운 마음에 누구나 간편히 테이핑의 세계로 입문할 수 있는 방법을 고민하기 시작했다.

우선 키네시오 테이핑을 기반으로 각종 테이핑에서 장점을 가져와 하나의 체계로 정리했다. 여기에 피트니스에서 쌓았던 경력과 체육학을 전공한 경험을 살려 초보자라도 자신의 상황에 맞춰 쉽고 효율적으로 적용할 수 있게 했다. 이렇게 해서 BRM 테이핑(바른몸 테이핑)이 태어났다.

원하는 삶을 살기 위한 단 한 가지 조건을 꼽으라면 '건강'이다. 몸이 바뀌면 마음이 바뀐다. 몸과 마음이 달라지면 인생이 달라진다. 한 순간의 사고로 장애를 얻고 다시 건강을 되찾기까지 나는 이 사실을 뼈저리게 느꼈다. 《돈 쓰지 않고 자세 바로잡는 책》을 읽는 모든 독자 역시 테이핑으로 몸과 마음이 새로워지는 경험을 하기 바란다.

2018년 봄
김재원

CONTENTS

PROLOGUE 몸이 바뀌면 인생이 달라진다   004

1장
몸을 가뿐하게 만드는 테이핑

01 테이핑의 발전 ································ 010
02 테이핑이 필요한 이유 ···················· 012
03 테이핑의 효과 ································ 014
04 테이핑을 시작하기 전에 ················ 017

2장
14가지 기본 테이핑

01 테이프를 잘라보자 ·························· 020
02 내 몸의 기둥은 허리 근육 ·············· 031
03 골반이 비틀어졌다면 요방형근 ······ 036
04 온몸과 연결된 복근 ························ 039
05 목 디스크가 의심될 때는 목 근육 ·· 042
06 머리를 받치는 흉쇄유돌근 ·············· 047
07 편두통을 부르는 승모근 ·················· 050
08 어깨를 움직이는 삼각근 ·················· 054
09 체중을 감당하는 무릎 근육 ············ 059
10 손동작이 뻑뻑한 테니스엘보 ·········· 062
11 손목 바깥이 아픈 골프엘보 ············ 066
12 운동 부족에 시달리는 허벅지 근육 ·· 070
13 평발의 원인이 되는 발목 근육 ········ 075
14 제2의 심장 종아리 근육 ·················· 079

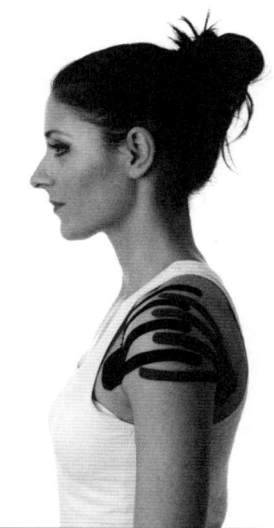

3장
상황으로 찾아서 바로 따라하는 테이핑

01 어깨 위에 앉은 곰 세 마리 ········· 084
02 살짝 숙였을 뿐인데 삐끗하다니 ········· 091
03 나쁜 자세로 다리가 저려오면 ········· 097
04 운동을 많이 할수록 아픈 몸 ········· 102
05 하루 만에 경기 능력 높이기 ········· 108
06 좋아하던 등산을 포기해야 할까 ········· 111
07 항아리처럼 볼록한 허벅지 ········· 114
08 아이를 낳은 후 시큰한 손목 ········· 118
09 불면증도 해결할 수 있다 ········· 124

부록
생활체육 종목별 테이핑 가이드

01 러닝 ········· 130
02 사이클과 스피닝 ········· 133
03 배드민턴 ········· 136
04 수영 ········· 140
05 요가 ········· 143
06 복싱 ········· 146
07 탁구 ········· 149
08 골프 ········· 152
09 태권도 ········· 155
10 주짓수 ········· 158

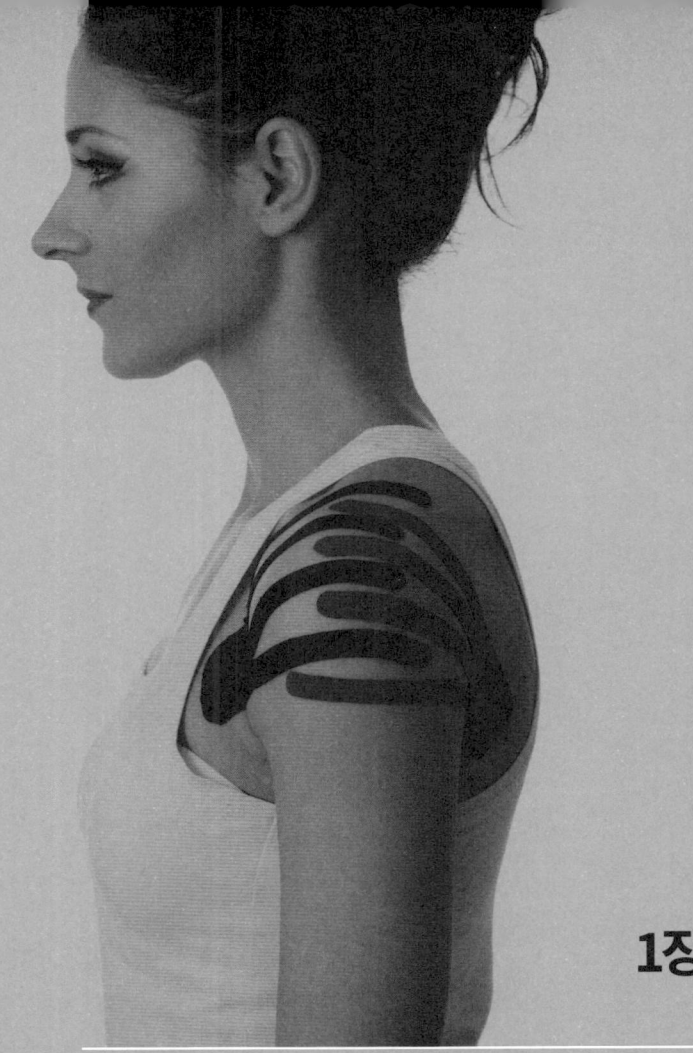

1장

몸을 가뿐하게 만드는 테이핑

1 테이핑의 발전

스포츠 테이핑보다 진보한 키네시오 테이핑

키네시오 테이핑은 일본에서 시작되었다. 그전에도 스포츠 테이핑이라는 것이 있었지만, 여러 문제가 있었다. 선수가 경기를 하던 도중 다치게 되면 스포츠 테이프로 몸을 감았다. 스포츠 테이프는 탄력이 없어 다친 부분을 고정해주는 역할만 할 수 있다. 부상을 입은 선수는 테이프를 부목 삼아 남은 경기를 어떻게든 뛰었지만, 경기를 마친 후에는 몸 상태가 훨씬 악화되어 있기 일쑤였다. 탄력 없는 스포츠 테이프 때문에 혈액 및 림프액이 잘 순환되지 않으며, 관절을 다쳤을 경우에는 움직임마저 제한되기 때문이다.

이런 문제를 해결하기 위해서 키네시오 테이핑이 시작되었다. 단순히 다친 부분을 부목처럼 고정하지 않고, 부상 부위가 부어오를 때 생기는 순환 문제를 해결해주며 움직임 역시 방해되지 않도록 보완한 것이다. 이렇게 해서 근육의 기능을 이용하여 재활이나 예방에 목적을 둔 테이핑이 활발해졌다.

나무를 보는 테이핑과 숲을 보는 테이핑

2008년 베이징 올림픽 때, 한 선수가 부상으로 출전이 불분명한 상태에서 어깨에 뭔가를 붙이고 나왔다. 바로 테이프였다. 그런데 그 선수가 상대 선수를 하나씩 이겨가는 것 아닌가? 다친 몸으로 훌륭한 경기를 펼친 선수는 결국 금메달을 땄다. 당시만 해도 테이핑이 동양에서는 어느 정도 알려져 있었지만 서양에서는 생소하게 여겨지는 상태였다. 하지만 스포츠 경기를 통해 테이핑의 성과가 알려지며 미국 등에서도 유명해지기 시작했다.

이 과정에서 새로운 테이핑법이 개발되도 했는데, 기존의 테이핑법이 근육과 뼈의 모양 같은 해부학을 중요시 했다면 새로운 테이핑법은 근막에 중점을 뒀다. 근막이란 우리 몸의 근육을 감싸고 있는 막이다. 새로운 테이핑법에서는 근막이 감싸고 있는 여러 근육을 하나의 대상으로 보고, 점이 모여 선이 되듯이 같은 역할을 수행하는 근육을 모아 하나의 '선'으로 생각했다. 그 선의 연결을 따라서 테이핑하면 움직임이 더욱 강하고 빠르고 유연해지는 것이다.

한마디로 키네시오 테이핑은 우리 몸을 한 그루의 나무와 나무로 분류하며 세부적인 부분에 더 초점을 맞추었고, 이후 발달한 테이핑은 나무보다 숲을 먼저 생각하고 전체적인 부분을 체크해가면서 세부를 완성하는 방식이었다.

2
테이핑이 필요한 이유

근육이 경직된 현대인

현대인은 많은 고통 속에 살아가고 있다. 컴퓨터와 스마트폰이 생활화되었고 소파 문화에 길들여졌으며 활동량이 적고 짧은 거리도 자동차를 이용해서 움직인다. 심지어 건강을 위해서 운동을 한다는 사람 중에는 운동만 많이 하고 운동 전 스트레칭은 생략해버려 몸에 부담을 주는 경우도 있다. 잘못된 운동 패턴, 생활 습관, 정신적 스트레스 등 수많은 원인에 의해서 근육과 관절은 무리를 느끼고 변형을 일으킨다. 예를 들어 장시간 동안 스마트폰을 하게 되면 머리가 앞으로 기울어지게 된다. 그럼 몸 전체가 앞으로 쏠리는 것을 막기 위해서 어깨가 중간 역할을 하게 되는데 이때 등이 뒤로 휜다. 또한 오랜 시간 굽 높은 신발을 신고 있거나 소파에 앉아 있으면 허벅지 뒤쪽 근육(햄스트링)이 경직되고 그로 인해서 골반이 뒤로 처지게 되며 다양한 증상이 발생할 수 있다. 근육이 굳으면 자세가 변형될 수 있고 근육 사이에 있는 혈관, 신경 등이 눌려 혈액 및 림프액의 순환이 저해되는 등 문제가 생긴다.

통증은 몸이 보내는 신호

통증이란 신체 순환이 막혔을 때 우리 몸이 뇌에 보내는 신호 체계다. 쉽게 이야기하자면 "내 몸이 막혔으니 빨리 뚫어주세요"라는 뜻이다. 이렇게 신호가 왔을 때 근육과 비슷한 수준의 탄력을 가진 테이프를 통증이 있는 부위에 붙이게 되면 근육과 근육 사이, 근육과 피부 사이의 막힌 공간을 확보할 수 있다. 이로 인해 혈액 및 림프액 순환이 원활해지고 통증이 완화되며 근육이 본연의 역할로 돌아가게 된다.

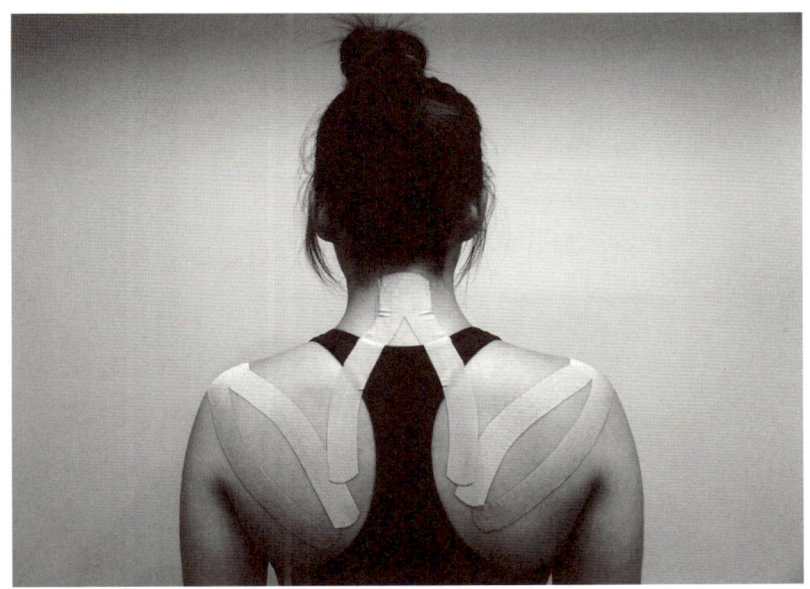

3 테이핑의 효과

약물 없이도 몸이 좋아지는 까닭

테이핑을 하다보면 '마법 같다'는 말을 많이 듣는다. 대부분의 사람이 테이프를 붙이자마자 즉각 효과를 느끼기 때문이다. 테이핑을 하고 나면 어떤 사람은 아무 느낌도 나지 않는다고 하지만, 어떤 사람은 따뜻한 느낌이 든다고 하고, 어떤 사람은 시원한 느낌이 든다고 표현한다. 이처럼 개인의 몸 상태에 따라 다른 반응을 겪을 수 있다. 간혹 하루 지나서 효과를 보는 사람도 있고, 테이프를 떼면서 효과를 느끼는 사람도 있다. (테이프는 평균적으로 3~4일 정도 붙이는 것이 좋다.)

테이프로 몸이 좋아지는 경험을 한 사람들은 테이프에 특별한 약물 성분이 들어있지 않은지 궁금해한다. 테이프에는 어떤 다른 성분도 첨가되어 있지 않다. 탄력이 있는 직물 뒤에 피부 자극이 거의 없는 접착제만 묻어 있을 뿐이다. 그런데도 통증이 줄어드는 이유는 앞에서 설명했듯이 근육의 탄력과 테이프의 탄력을 이용해서 막힌 공간을 확보해주고 근육의 기능을 살리는 데 있다. 탄력 있는 테이프가 인체 근육의 기능을 살려서 근력과 스트레칭을 돕고 근육이 너무 수축되거나 수준 이상으로 늘어나는 일을 막아준다. 피부를 약간 들어 올려 피부와 근육 사이에 있는 근막에 가해진 압박을 줄이고 근막을 통해 흐르는 혈액과 림프액의 순환을 개선시킨다. 그러면 훨씬 더 정상적인 신체 활동을 할 수 있다.

부작용이 없다는 장점

약물을 사용하지 않으니 부작용이 거의 없다는 점은 테이핑의 큰 장점이다. 또한 방법이 매우 간단해서 누구나 쉽게 따라할 수 있다. 테이핑의 효과를 네 가지로 나누어 살펴보자.

첫째, 근육의 기능을 회복시켜주고 통증으로 인한 또 다른 손상을 예방할 수 있다. 테이프의 신축성으로 자극을 받아 긴장되어 있던 근육이 원래 상태로 되돌아가게 한다. 손상된 근육에서는 통증이 발생하므로 우리는 자연스럽게 아픈 근육 대신 주변에 있는 다른 근육을 사용하게 된다. '이가 없으면 잇몸으로 씹는다'라는 말은 근육에도 마찬가지로 작용한다. 이렇게 되면 주위 근육은 원래보다 훨씬 더 큰 부담을 안게 되고 결국 2차적인 근육 손상이 발생하거나 더 큰 통증으로 번질 수 있다. 테이핑은 1차적으로 근육의 기능을 바로 잡기 위한 것이고 더 나아가서 2차 손상을 예방하는 기능을 한다.

둘째, 혈액과 림프액 등의 순환을 원활하게 한다. 근육이 붓거나 기능을 잃게 되면 근육과 피부 사이에 있는 근막에서 '교통 정체' 같은 현상이 생긴다. 흐르지 못하고 고여 있던 혈액과 림프액 및 각종 순환 물질이 다시 순환할 수 있도록 테이핑하면 통증이 완화될 수 있다.

셋째, 통증을 없애준다. 아픈 부위에 테이프를 붙이면 신경학적으로 보았을 때 '신경의 분산'이 일어난다. 테이프를 부착하는 자체로도 통증이 완화되는 것이다.

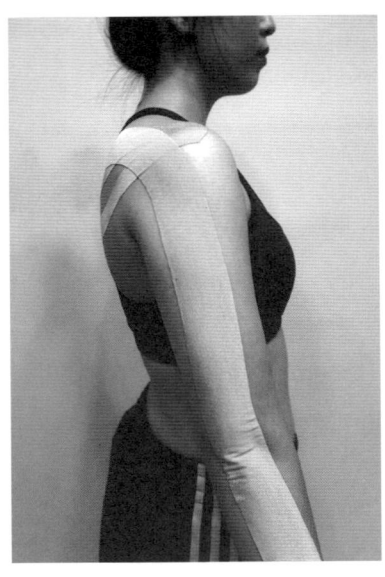

넷째, 관절이 틀어지거나 어긋나는 것을 잡아준다. 관절에는 여러 가지 근육이 모여 있다. 관절은 외부 충격으로 인해서 틀어지는 것을 제외하고는 스스로 틀어지는 경우가 거의 없다. 관절 문제는 대부분 주변 근육이 불균형해지면서 일어나는 문제다. 어느 부분은 근육이 과긴장 상태가 되고, 다른 부분은 상대적으로 오버스트레칭, 즉 너무 느슨한 상태가 되다보니 그 중앙에 있는 관절이 어긋나게 되는 것이다. 테이프를 붙이면 근육의 움직임을 원상태로 만들어 관절이 어긋나는 것을 예방할 수 있다.

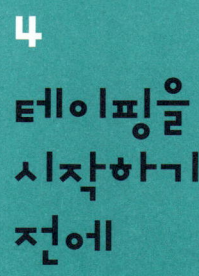

4 테이핑을 시작하기 전에

테이핑 초보자가 알아야 할 팁

테이핑을 하기 전에 몇 가지 포인트를 숙지해보자.

① 테이핑은 원칙적으로 통증이 있는 근육의 시작 지점에서 끝 지점까지를 정확하게 찾아서 근육의 크기 및 형태에 따라 붙여야 한다. 하지만 처음 테이핑을 하는 사람에게는 이 과정이 힘들 수도 있다. 붙이는 방법이나 위치를 잘 모르겠다면 그냥 파스처럼 아픈 부위에 부착해도 좋다. 너무 형식에 얽매일 필요는 없다.

② 사람마다 근육의 길이와 질이 다르다. 그러니 테이프를 붙이고자 하는 부위를 스트레칭하지 않은 상태에서 길이에 맞춰 테이프를 준비한 다음 실제로 부착할 때는 근육을 쭉 늘인 상태에서 근육이 늘어난 만큼만 테이프도 함께 늘려 붙이도록 한다.

③ 테이핑 후에 피부가 간지럽다면 테이프를 떼어낸다. 조금만 더 참아야지 하다가 피부가 너무 간지러워지고 나서 제거하게 되면 그

때는 피부에 문제가 생겼을지도 모른다. 다음에 테이핑했을 때는 같은 문제를 겪지 않을 수도 있는데, 처음부터 나쁜 경험을 가지게 되면 그 다음부터 테이핑 자체를 거부하게 될 확률이 높아진다.

④ 한 번 붙인 테이프는 일반적으로 3~4일 정도 유지한다. 기존에 부착한 테이프를 제거하고 바로 새로운 테이프를 붙여도 괜찮지만, 피부가 민감하다면 중간에 시간을 두고 피부가 쉴 수 있게 한다.

⑤ 테이핑한 채 샤워해도 테이프는 떨어지지 않는다. 샤워 후에는 드라이기로 물기를 말리거나 수건으로 테이핑 부위를 꼭꼭 눌러서 닦으면 된다.

⑥ 운동할 때는 종목에 따라 주로 사용하는 근육에 테이프를 붙여 근육 손상을 예방할 수 있다. 하지만 이미 근육을 다쳤다면 테이핑을 했더라도 완전히 회복된 것이 아니므로 자신이 부상을 입었다는 사실을 절대로 잊지 않아야 한다. 축구나 농구, 격투기처럼 신체 접촉이 잦은 스포츠를 하다보면 테이프가 쉽게 떨어져나갈 수 있다. 일반 스포츠 테이프를 제일 겉면에 한 번 더 두르면 문제가 방지된다.

⑦ 운동 후에는 샤워를 하는 것이 좋다. 운동 중에는 땀을 흘리게 되는데 테이프 사이 작은 공간으로 염분이 들어갈 수 있다. 그럼 피부가 숨을 쉬지 못하게 되어 피부병이 생길 수 있으니 샤워를 하고 잘 말리도록 한다.

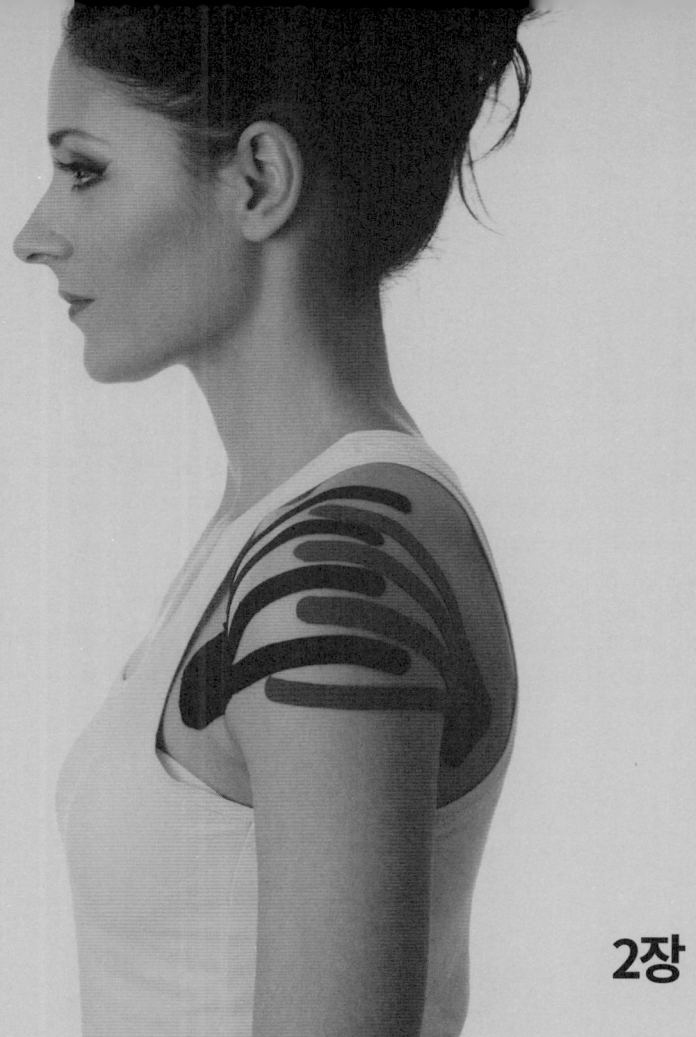

2장

14가지 기본 테이핑

1
테이프를 잘라보자

재료 구매하기

테이프는 약국에서 구매할 수 있으며 '스포츠 테이프'를 찾으면 된다. 온라인에서는 같은 제품도 조금 더 저렴하게 구할 수 있는데, 초보자는 수많은 제품 가운데 적당한 것을 찾기가 어려울 수 있으니 다음 특성을 고려하도록 한다.

고려해야 할 사항
· 테이프의 탄력과 통기성
· 피부와 접촉했을 때 피부가 숨을 쉴 수 있는지

소재별 특성
· 면: 땀을 잘 흡수하지만 물과 땀에 약하다.
· 레이온: 땀 흡수에 약하지만 물에 강하고 가볍다.

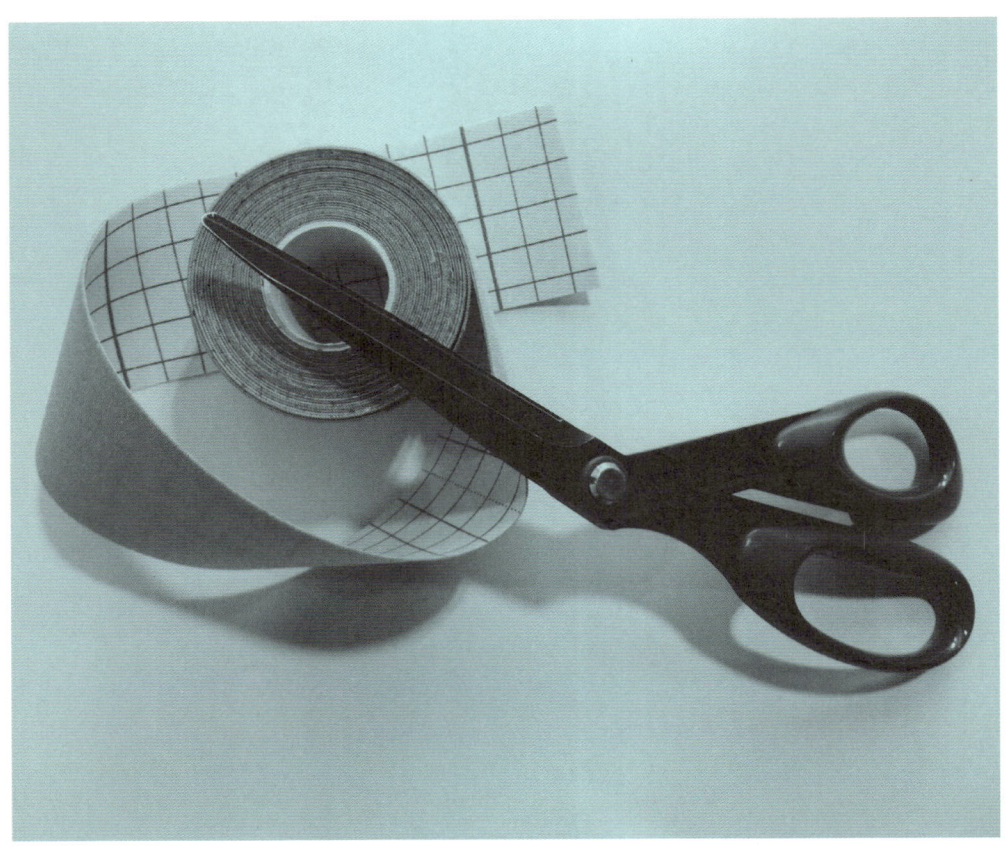

테이프 잡는 법

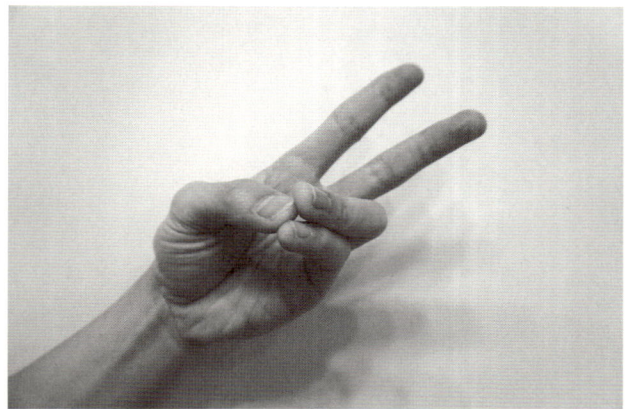

1

손으로 가위바위보 중 '가위' 모양을 만든다. 이 손으로 테이프를 잡게 되며, 다른 손으로 가위를 들고 테이프를 잘라야 한다. 그러니 오른손잡이라면 왼손으로 가위 모양을 만들어야 편리하다.

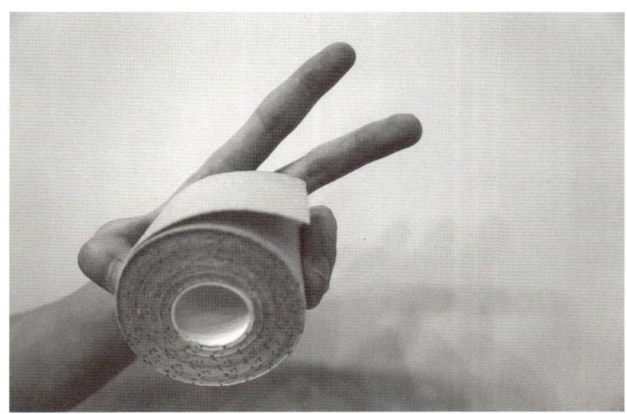

2

가위 모양에서 검지와 중지를 뺀 나머지 손가락으로 테이프를 잡는다.

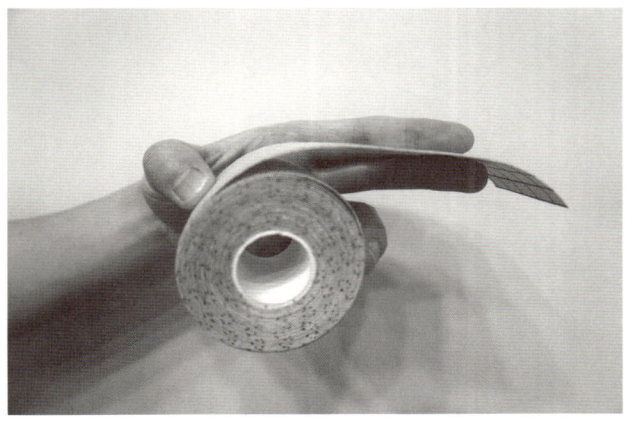

3

검지와 중지로 앞부분을 잡는다. 단, 접착력이 없는 면이 위로 올라오게 한다.

자르는 법

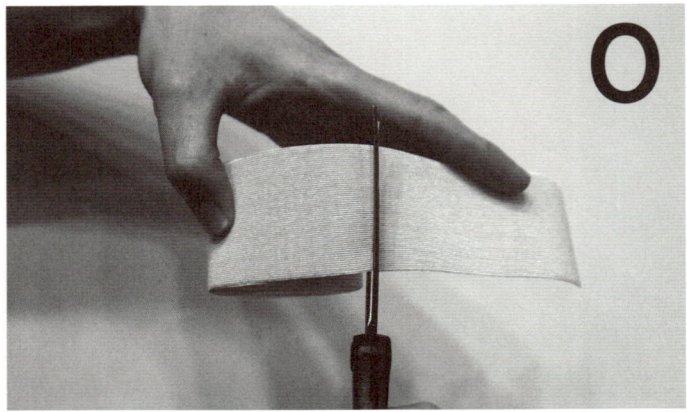

1
테이프를 엄지와 검지 사이에서 자른다

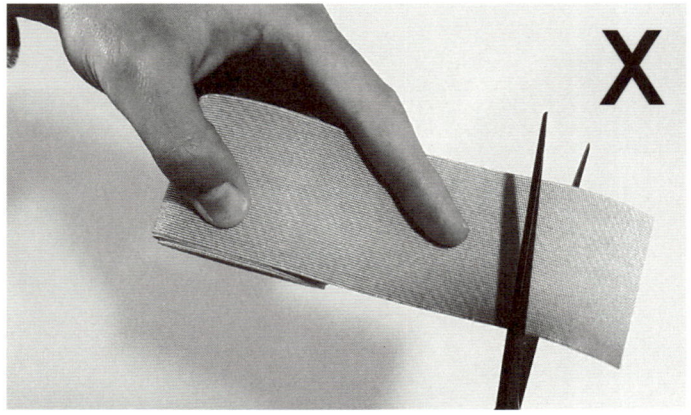

2
검지와 중지보다 앞으로 나온 부분을 자르게 되면 테이프가 바닥에 떨어지게 되니 주의한다.

테이프 떼는 법 1

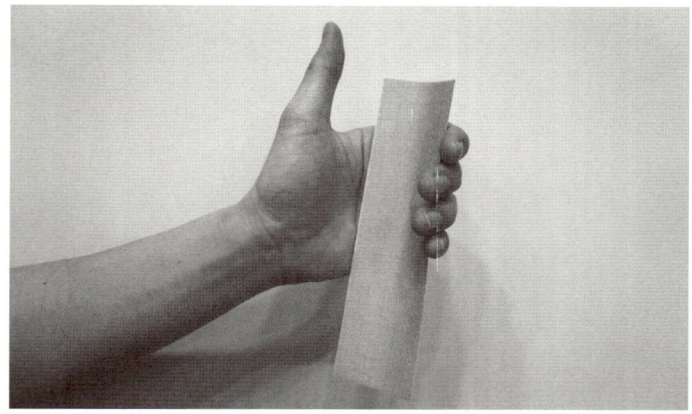

1
엄지를 제외한 네 손가락으로 감싸듯이 잡는다. 단, 접착력이 없는 면이 자신을 향하게 잡는다.

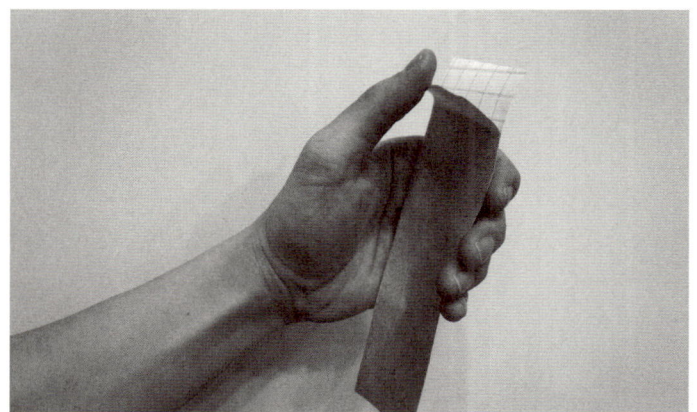

2
엄지손가락으로 테이프를 위에서 아래로 자연스럽게 내린다. 일부러 떼어낸다고 생각하지 말고 가볍게 쓸어내리면 테이프의 접착력 있는 부분이 엄지손가락에 붙는다.

테이프 떼는 법 2

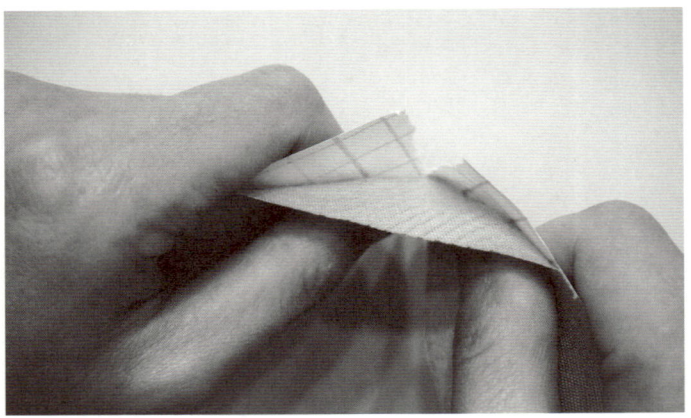

1
테이프를 가운데부터 붙여야 할 경우가 있다. 이럴 때는 테이프를 필요한 길이만큼 잘라낸 후 가운데 부분을 양손으로 잡는다.

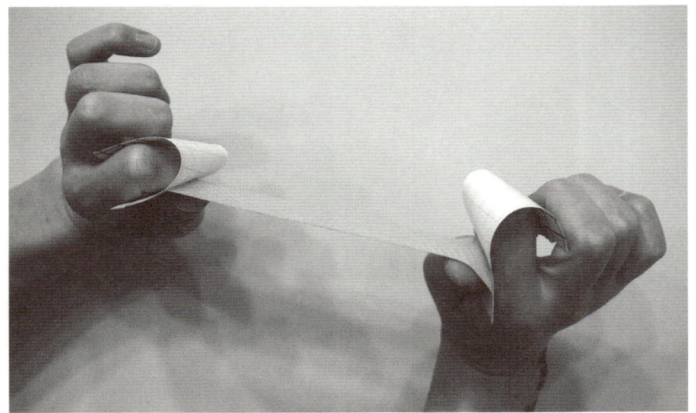

2
접착력이 없는 면이 위로 올라오게 한 후, 양손 엄지와 검지를 이용해 종이를 찢듯이 움직이면 종이만 찢어지고 천은 찢어지지 않는다.

테이프 붙이는 법

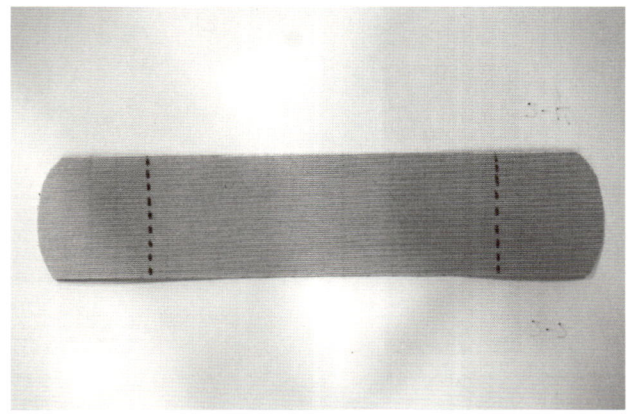

1
먼저 테이프를 붙여야 하는 근육의 길이를 잰다. 점선으로 그려진 부분이 붙여야 할 실제 길이다. 그리고 근육의 길이보다 2~5센티미터 여유 있게 앞뒤로 자른다. (근육이 짧을 때는 2센티미터, 길 때는 5센티미터가 적당하다.)

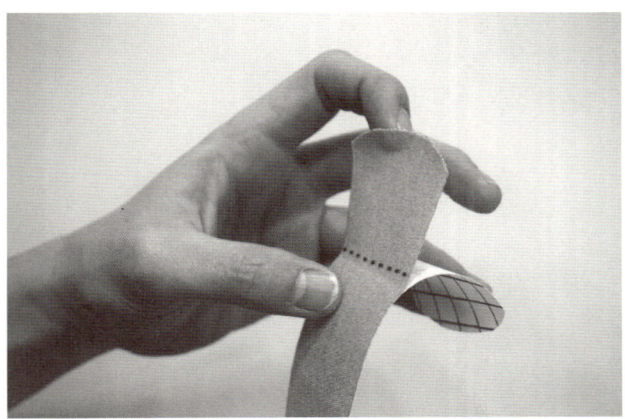

2
테이핑을 시작할 방향에서 5센티미터를 먼저 뗀다. 테이프에서 접착력이 있는 부분에 지문이 묻지 않도록 최대한 노력해야 한다. 잘못하면 접착력이 떨어질 수 있다.

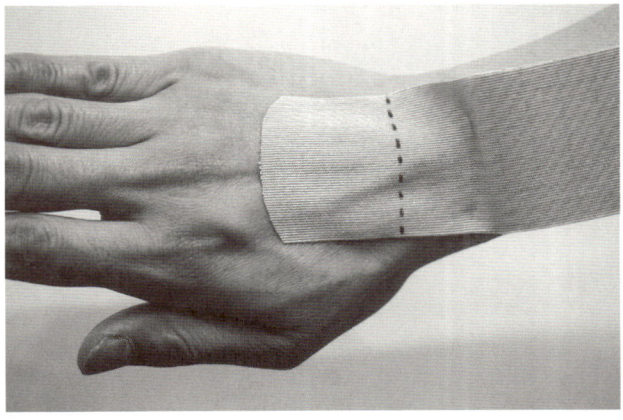

3
점선을 근육 시작점에 맞추고 나서 종이를 떼어낸 부분을 붙인다.

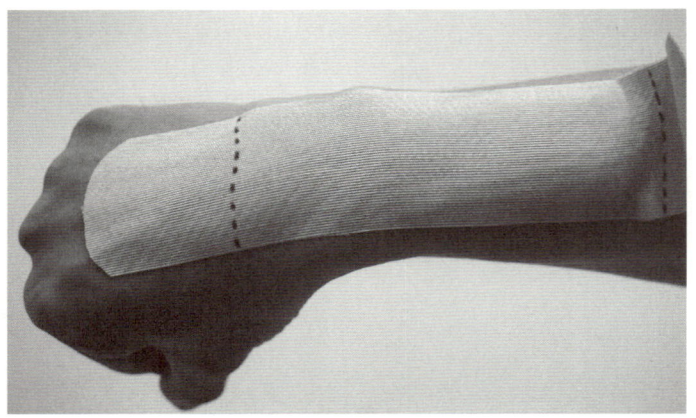

4
다음으로 남은 점선 부분을 근육이 끝나는 점에 맞춰 붙인다. 이때 스트레칭을 해서 근육을 늘리고 근육이 늘어난 만큼 테이프도 늘어나도록 당겨서 붙인다.

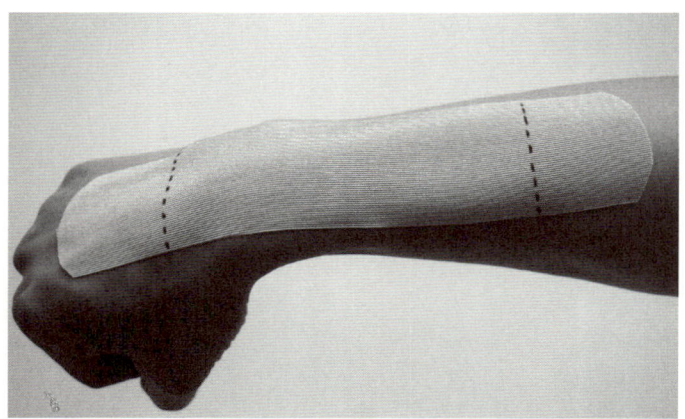

5
점선 뒤의 나머지 5센티미터도 붙인다.

일자 테이프 라운딩하기

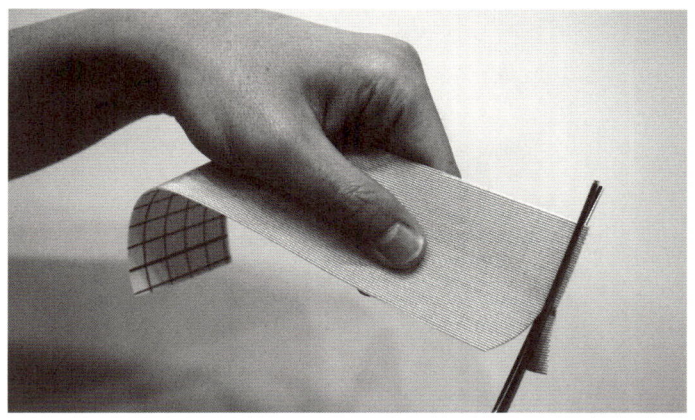

1
테이프를 그냥 자르면 끝 부분이 직각으로 되어 있어서 옷을 입고 벗을 때나 다른 물건에 스칠 때 떨어지기 쉽다. 이 부분을 동그랗게 처리하면 잘 떨어지지 않는다.

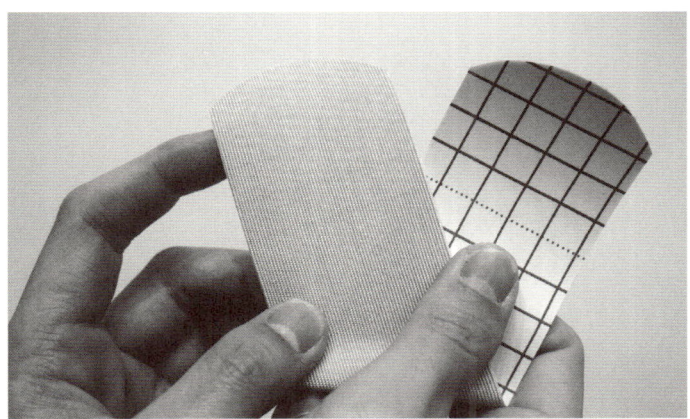

2
양쪽을 모두 둥글게 라운드 처리한다.

Y자 테이프 라운딩하기

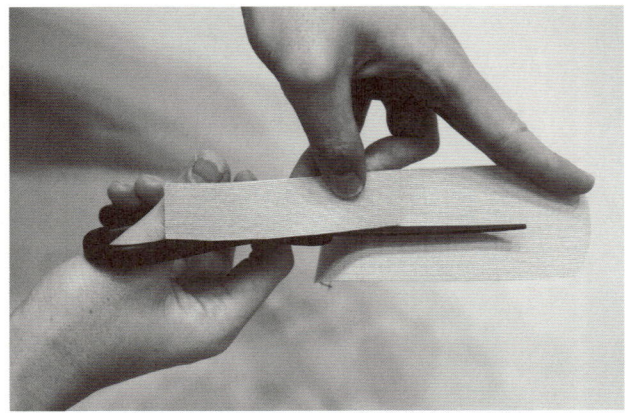

1
테이핑을 Y자로 해야 할 경우가 있다. 이때는 시작점에서 5센티미터를 남겨 두고 나머지를 두 갈래로 자른다.

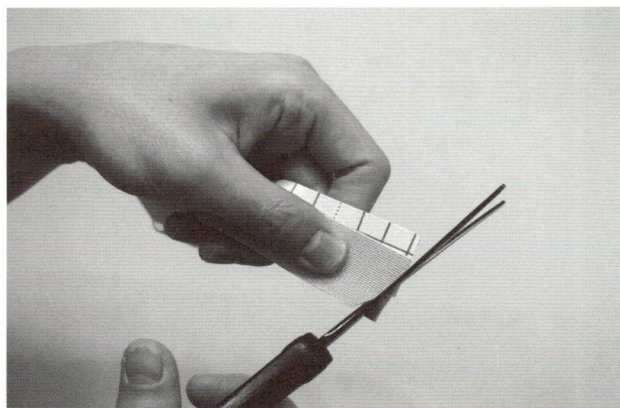

2
Y자로 자르고 나서 두 개를 포개어서 한 번에 라운딩하면 편리하다.

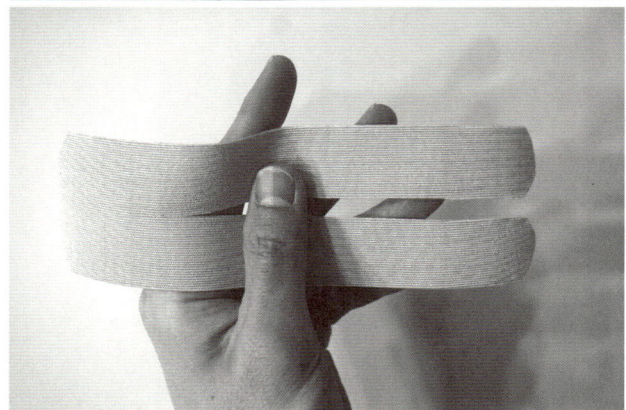

붙인 테이프 떼기

테이프는 붙였다가 바로 떼어내면 쉽게 잘 떨어지지만, 시간이 지나면 지날수록 체온과 반응해 접착력이 높아진다. 한 번에 확 뜯어내려고 시도하면 피부가 상하거나 심한 경우에는 피가 날 수도 있다. 테이프를 안전하게 제거하는 법을 알아보자.

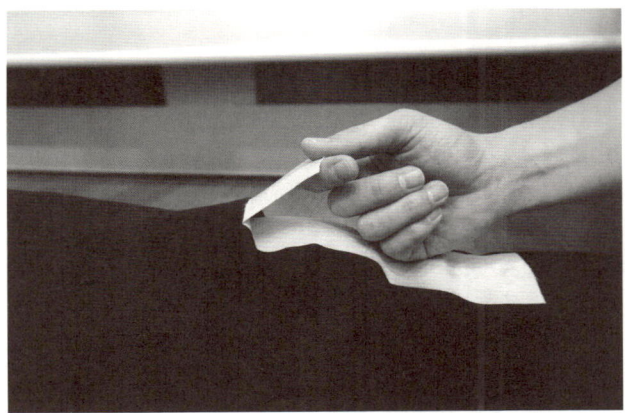

1
테이프를 그냥 당기면 피부도 따라 당겨진다. 하지만 둘이 같이 늘어나기 때문에 아프기만 하고 문제가 생기게 된다.

* 피부가 늘어나는 모습을 설명하기 위해 옷 위에 테이프를 부착했으나, 실제로는 피부에 바로 붙인다.

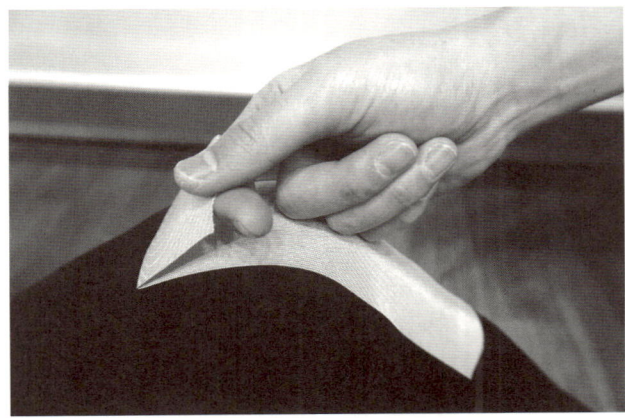

2
테이프를 떼어낼 때도 테이프를 붙일 때처럼 스트레칭을 한다. 이렇게 하면 피부가 팽팽한 상태가 되어 테이프를 따라 움직이는 양이 줄어든다.

ㅌ

그래도 피부에는 탄력이 있기 때문에 반대쪽으로 살을 당기면서 테이프를 떼어낸다.

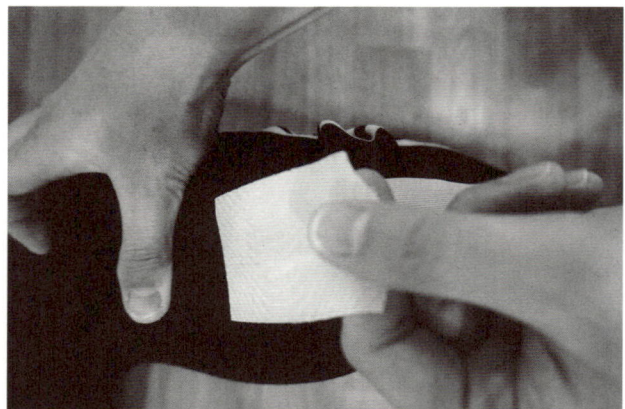

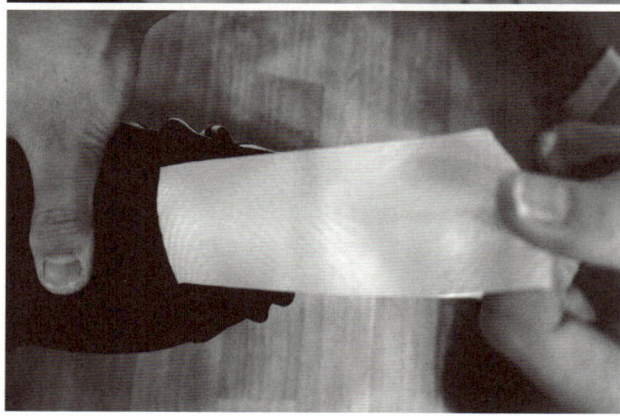

4

이 방법을 사용해도 아프게 느껴진다면, 샤워를 하면서 같은 방법을 시도하거나 테이프를 김밥 말듯이 돌돌 말면서 제거하면 통증을 거의 느끼지 않게 된다.

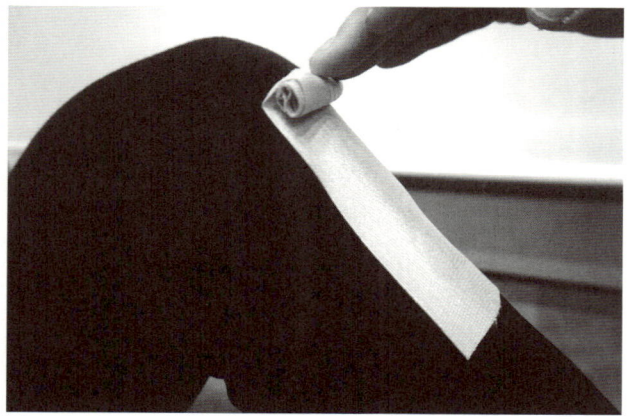

내 몸의 기둥은 허리 근육

허리는 우리 몸에서 매우 중요한 역할을 맡고 있다. 머리와 몸통의 무게를 지탱하고, 골반을 통해 다리로 체중을 전달하며, 안정적인 자세를 취하거나 운동을 하도록 돕는다. 허리에 문제가 있을 때는 골반과 허벅지 관절을 함께 관찰해야 한다.

생후 9~12개월 정도 된 아이의 허리에는 '2차 만곡'이 생긴다. 갓난아이는 몸을 둥글게 말고 있는데 뒤에서 보면 원처럼 볼록하다. 이 볼록함을 1차 만곡이라고 부른다. 그런데 아이들이 엎드리거나 뒤집기를 하고, 앉거나 걷기 시작할 때가 되면 목과 허리가 오목하게 들어가게 된다. 이를 2차 만곡이라고 한다. 허리는 일자로 쭉 펴져 있을 때보다 2차 만곡이 있을 때 위에서 누르는 힘을 열 배 정도 더 잘 견딜 수 있다. (이는 스쿼트나 웨이트 운동 시 참고하면 좋다.) 척추가 일자로 꼿꼿하게 서거나 너무 앞으로 휘어버리면 요통을 부를 수 있다.

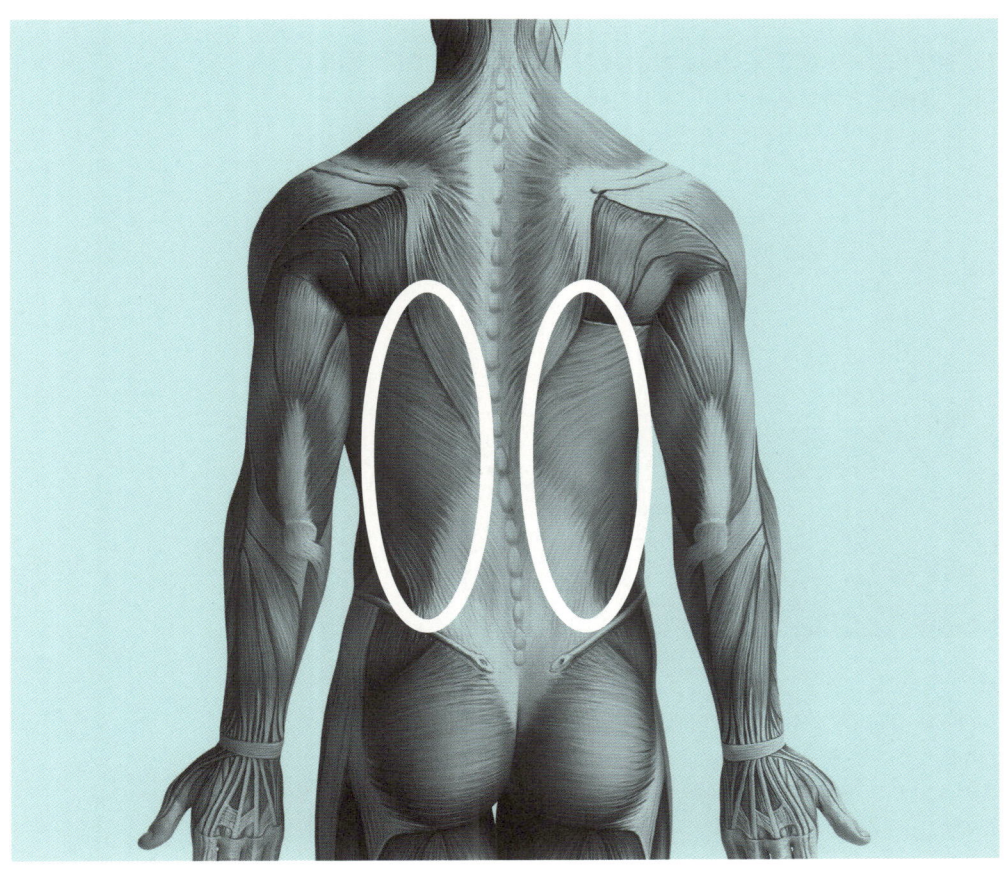

before taping

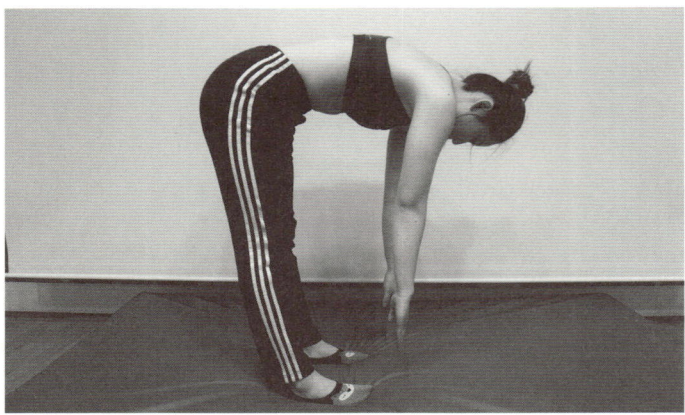

1
테이핑을 시작하기 전에 몸 상태를 확인해보자. 다리를 모은 상태로 무릎을 펴고 상체를 앞으로 숙여서 손이 어디까지 내려가는 위치를 파악한다. 상체가 내려갈 때 허리와 허벅지가 당기는 정도도 체크한다.

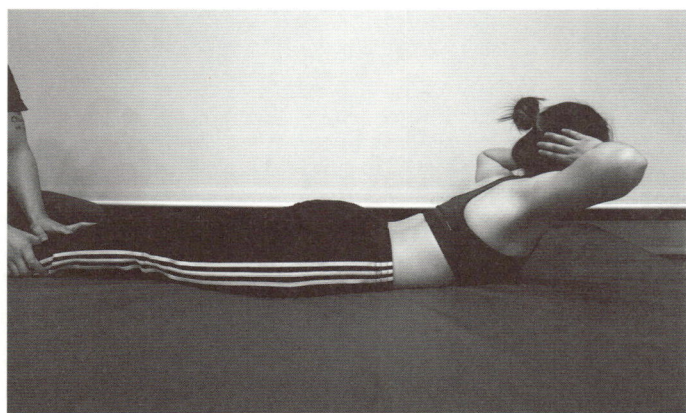

2
이번에는 엎드려서 눕고 다른 사람에게 뒤에서 발목을 잡아달라고 부탁한다. 순수하게 허리의 힘만으로 상체를 들어 올리고 상체가 어디까지 올라오는지 측정한다. 너무 쉽게 올라온다면 다른 사람이 등을 눌러서 얼마나 힘 있는지 파악한다.

taping

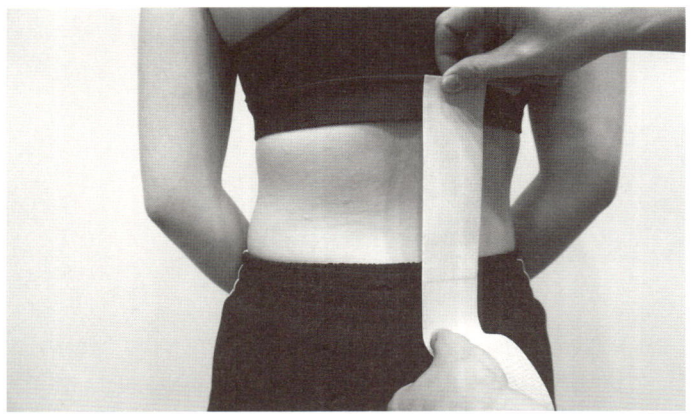

1
스트레칭을 하지 않은 상태로 척추기립근의 길이를 잰다. 허리띠 밑에서 시작해 흔히 날개뼈라고 부르는 견갑골 밑까지를 측정하면 된다.

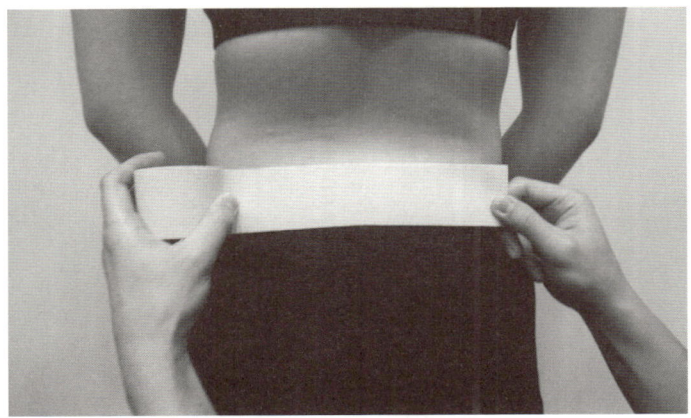

2
골반과 골반 사이의 거리를 잰다. 허리띠보다 조금 윗부분을 기준점으로 잡는다.

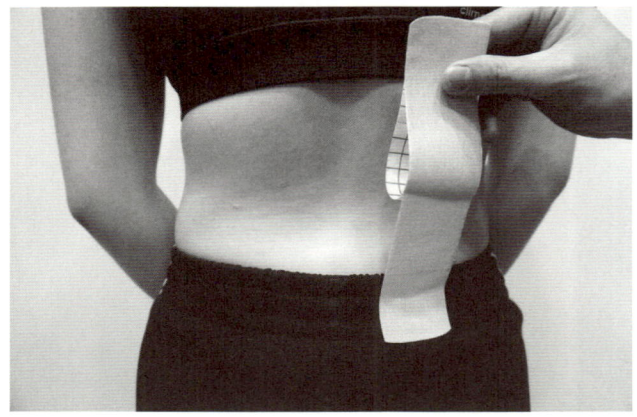

3

척추와 3센티미터 정도 옆쪽으로 간격을 유지하며 허리띠보다 조금 밑에서 시작해 견갑골 아래까지 테이핑한다. 처음 5센티미터는 테이프를 당기지 않으면서 떨어지지 않도록 잘 붙여야 한다. 다음으로 중간 부분을 붙일 때는 상체를 숙여서 허리를 스트레칭 상태로 만들고, 스트레칭이 되는 만큼 테이프도 살짝 당겨서 척추와 수평하게 붙여나가면 된다. 마지막 5센티미터는 역시 당기지 않고 붙인다.

* 실제로는 옷이 아닌 피부 바로 위에 테이핑하도록 한다.

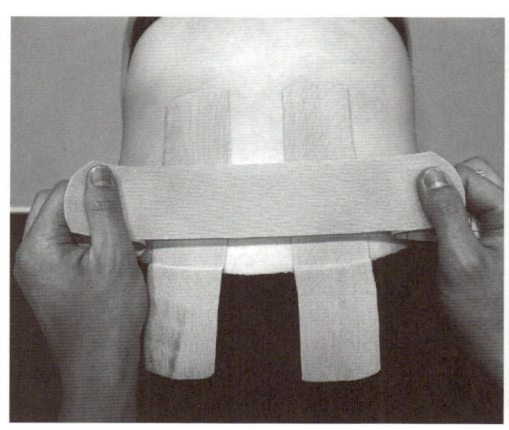 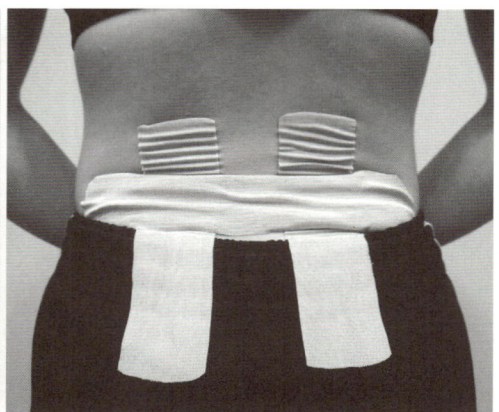

4

가로로 테이핑을 할 때는 가운데 찢기 방법을 이용해서 종이를 찢고 척추의 중간 지점과 테이프의 중간 지점을 잘 맞춘다. 골반뼈 사이에 붙이면 되는데, 특히 아픈 곳이 있다면 그 위에 붙이도록 한다. 가로로 테이핑할 때도 상체는 스트레칭 상태로 유지한다.

after taping

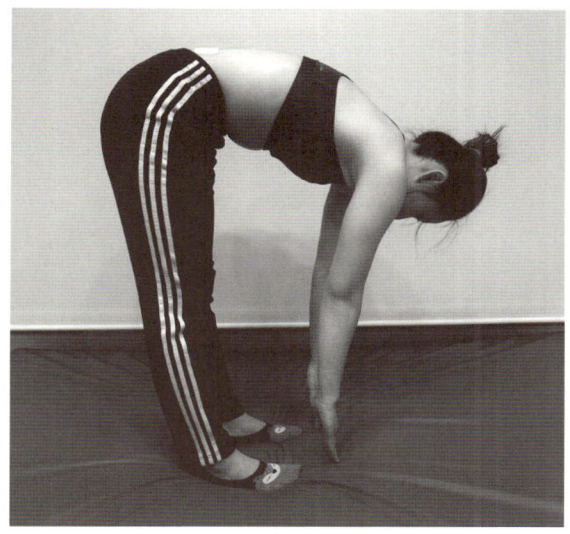

1
테이핑의 효과를 알아보기 위해 스트레칭 테스트를 실시해보자. 테이핑하기 전과 같은 조건에서 동일한 방식으로 다리를 모으고 상체를 숙인다.
① 테이핑 전과 후에 상체가 내려가는 정도를 비교한다.
② 스트레칭 시 느껴지는 통증을 체크한다.
③ 통증의 수준이 같을 때는 테이핑 전에 가능했던 위치만큼만 손이 내려가게 하고 통증을 비교해본다. 스트레칭이 잘 되거나 통증이 줄고 당김이 적어졌다면 테이핑이 효과를 보였다고 할 수 있다.

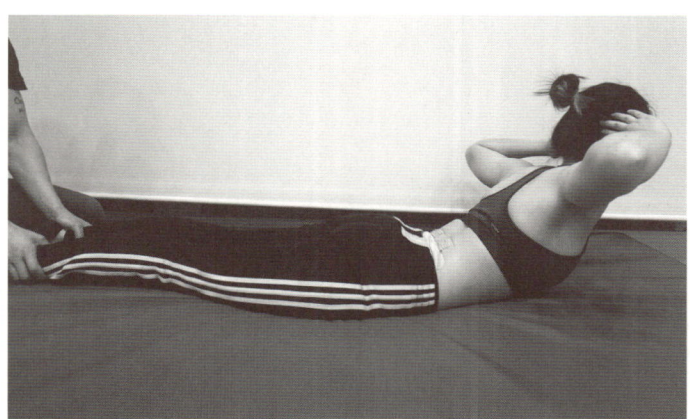

2
이번에는 근력을 확인해보자. 엎드린 상태에서 상체를 들어 올려서 허리의 힘을 파악할 수 있다.
① 테이핑 전과 후에 상체가 올라오는 정도를 비교한다.
② 상체를 들어 올릴 때 느껴지는 통증을 체크한다.
③ 통증의 수준이 같을 때는 테이핑 전에 가능했던 위치까지만 상체를 올리고 통증을 비교해본다.

골반이 비틀어졌다면 요방형근

요방형근은 허리가 안정적으로 움직이도록 하는 근육으로 호흡을 보조한다. 요방형근에 문제가 생겼을 경우에는 골반이 비틀어지며 몸을 똑바로 펴고 걷기가 힘들어진다. 신경이 눌리지 않았는데 신경통으로 오인되는 가짜 좌골신경통을 유발하기도 한다.

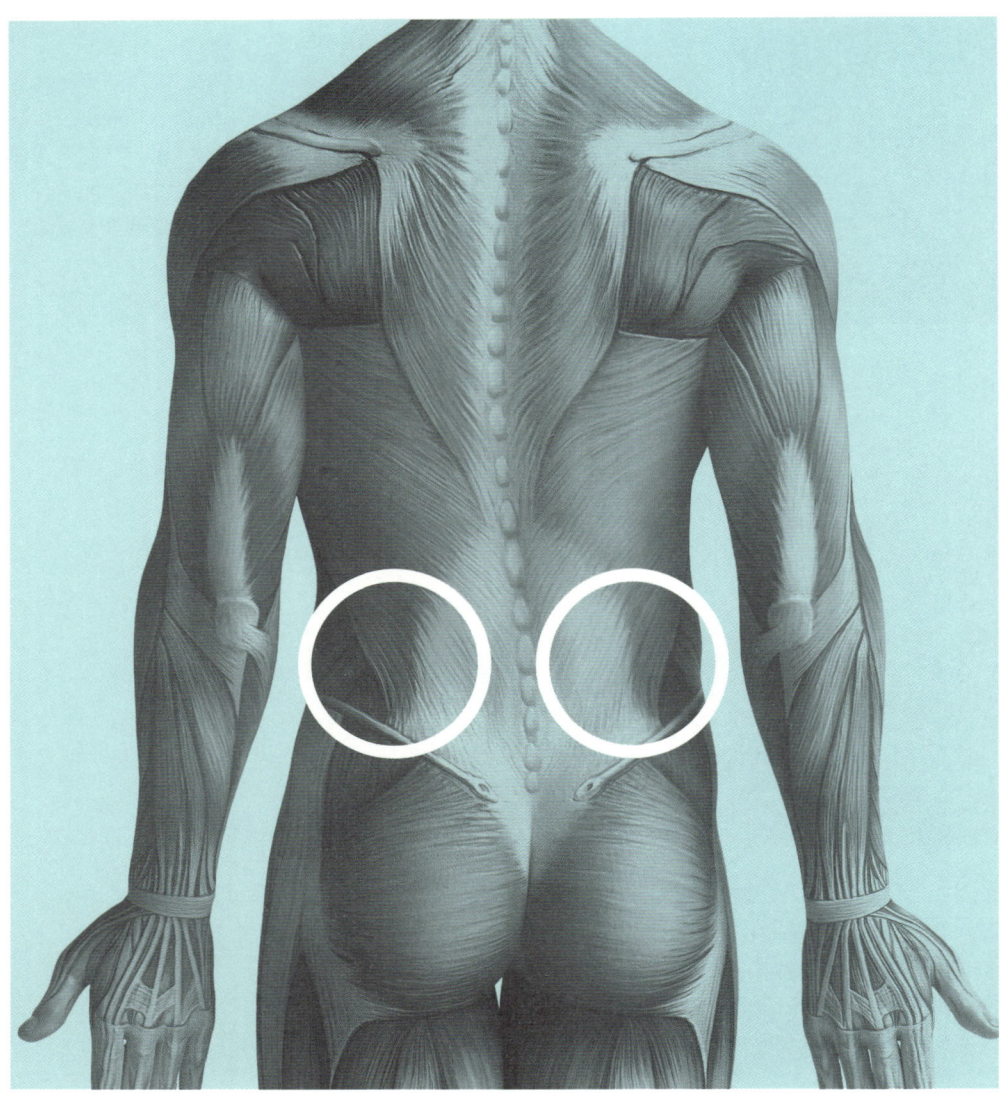

before taping

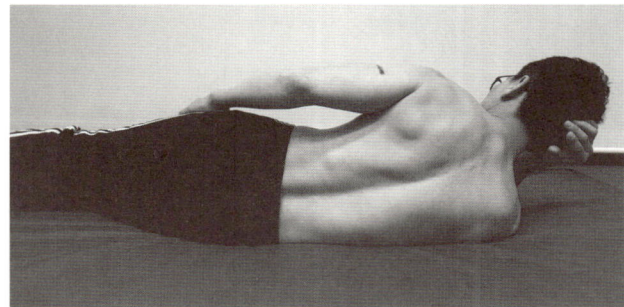

옆으로 누운 상태에서 상체를 들어 올려본다.

taping

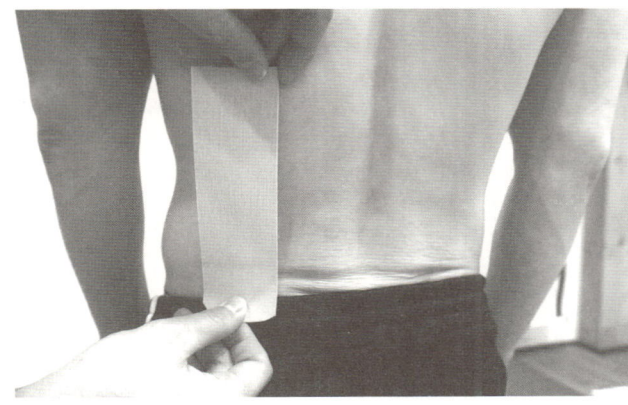

1
골반에서 갈비뼈가 끝나는 부분까지 길이를 재고 테이프를 Y자로 자른다.

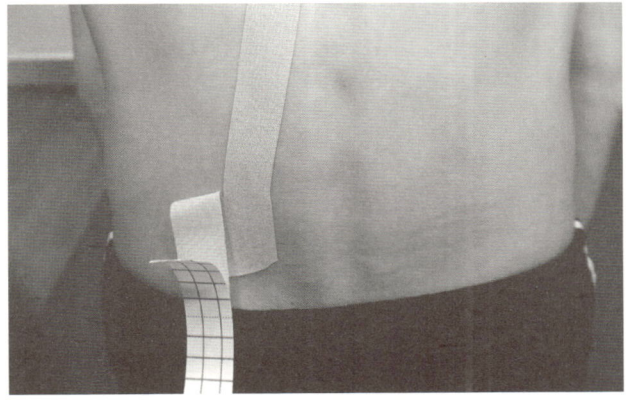

2
시작 지점 5센티미터를 한쪽 골반 중간 위치에 붙이고 Y자 중 한쪽을 척추를 따라 붙인다.

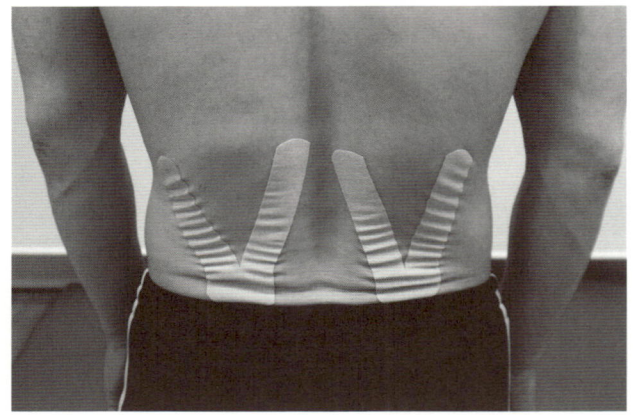

ㅋ
Y자 중 남은 한쪽을 바깥쪽으로 붙인다.
다른 쪽 골반도 마찬가지로 반복한다.

after taping

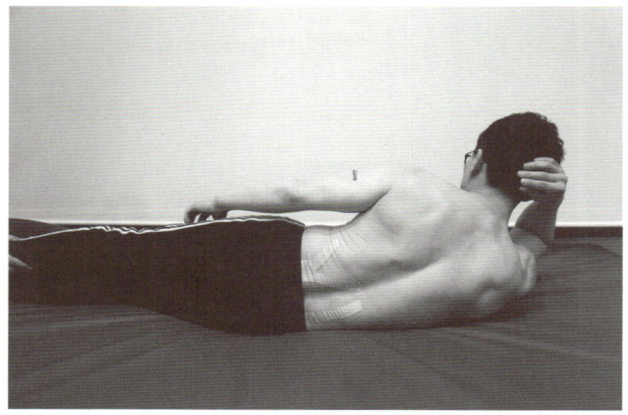

옆으로 누운 상태에서 상체를 들어 올려 그 높이와 통증의 정도를 확인한다.

4 온몸과 연결된 복근

복근은 여러 곳과 연관되어 있다. 위로는 가슴 근육과 목 근육, 아래로는 허벅지를 모으는 근육과 허벅지 앞쪽 근육에 영향을 준다. 그러므로 오랫동안 허리 통증이 지속될 때 고려해야 하는 부분이다. 복근이 오랫동안 수축된 상태로 딱딱하게 굳었을 경우에는 오장육부와 관련된 문제가 발생할 수 있다.

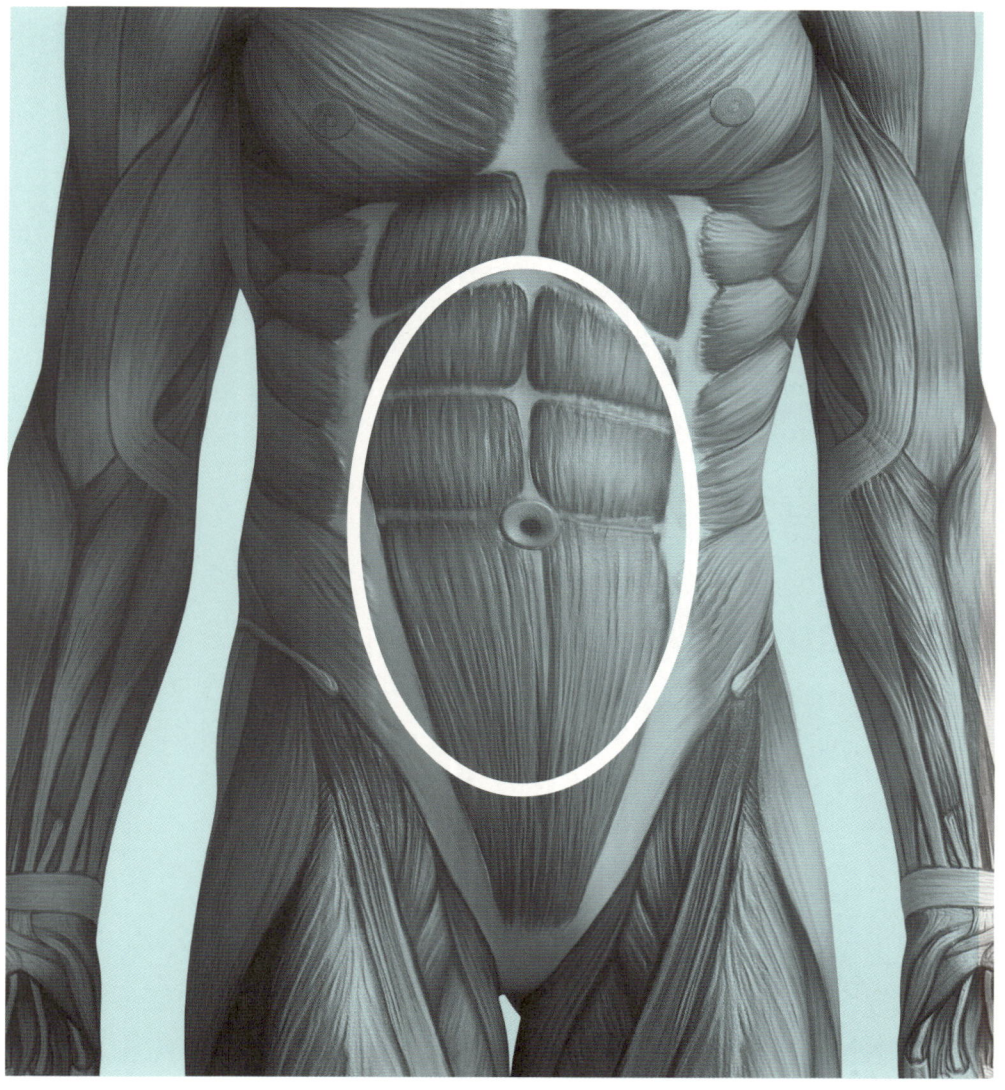

before taping

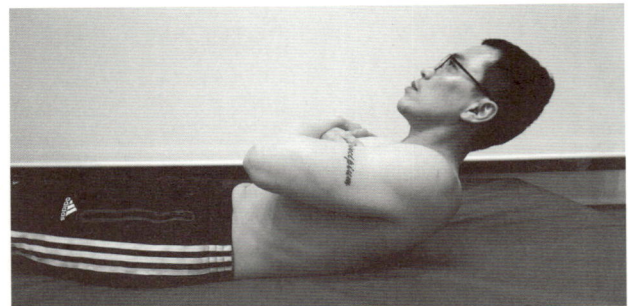

가슴에 손을 모으고 바르게 누워 상체를 들어 올리고 버티는 힘을 체크한다.

taping

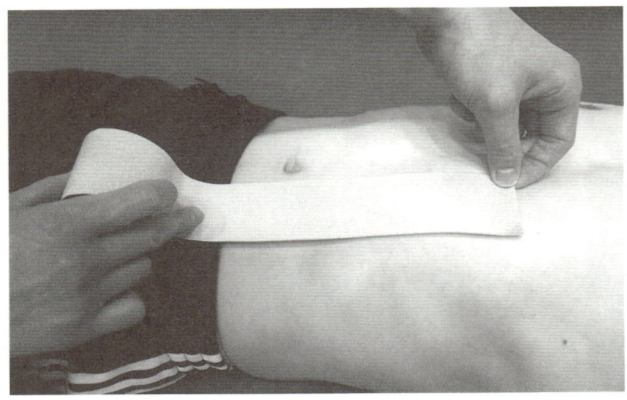

1
배꼽 아래에서 시작해 명치까지 길이를 잰다.

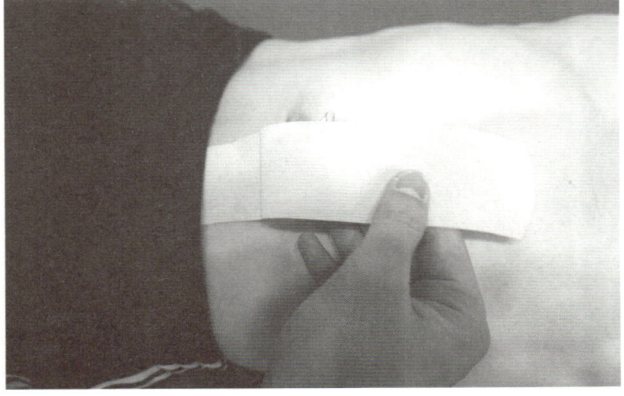

2
처음 5센티미터를 먼저 붙이고 배를 볼록하게 내민다.

3
나머지 5센티미터를 붙인다.

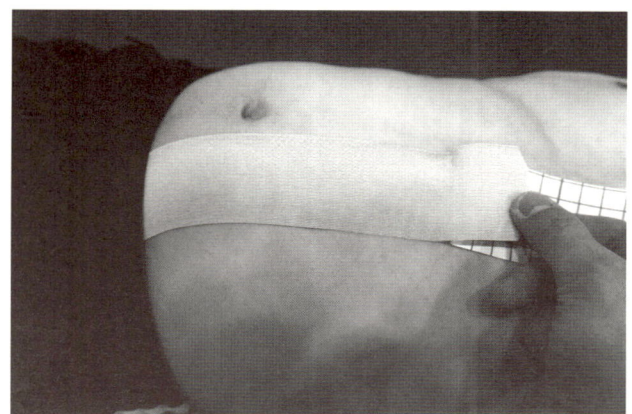

4
같은 방식으로 양쪽을 모두 완성한다.

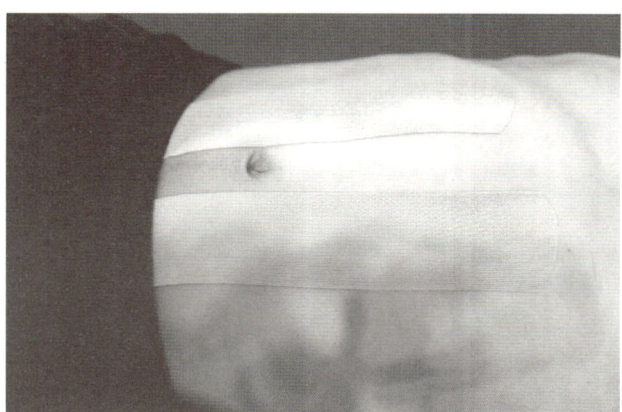

after taping

상체를 들어 올리고 버티는 힘을 체크한다.

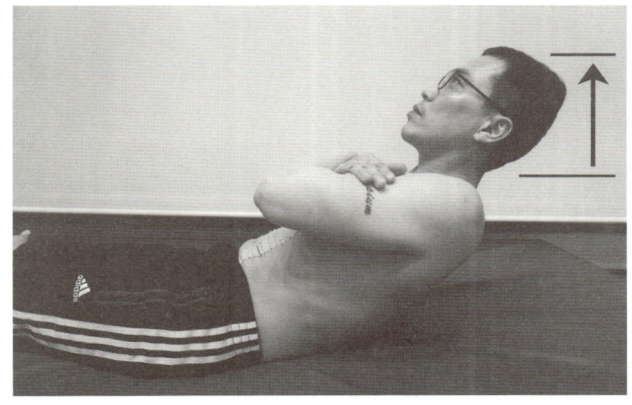

5
목 디스크가 의심될 때는 목 근육

등이나 허리 같은 척추 부위가 변형되면 보상 작용이 일어나며 목이 손상될 수 있다. 심각할 경우 목의 형태가 바뀌고 기능에 문제가 생기기도 한다. 오랫동안 긴장 상태를 유지하다보면 신경에 압박이 가해져 디스크로 오해되기도 한다. 목이 굳는 현상은 척추의 퇴행성 변화와 관련이 있다. 목 근육의 하나인 다열근이 손상되면 목을 움직일 때 견갑골 상연(윗부분) 깊은 곳에 격렬한 통증이 퍼지고, 만성적인 긴장은 견갑골 주변인 견갑대 근육을 손상시킬 수 있어 견갑대 질환 및 오십견 치료와 연계해야 한다.

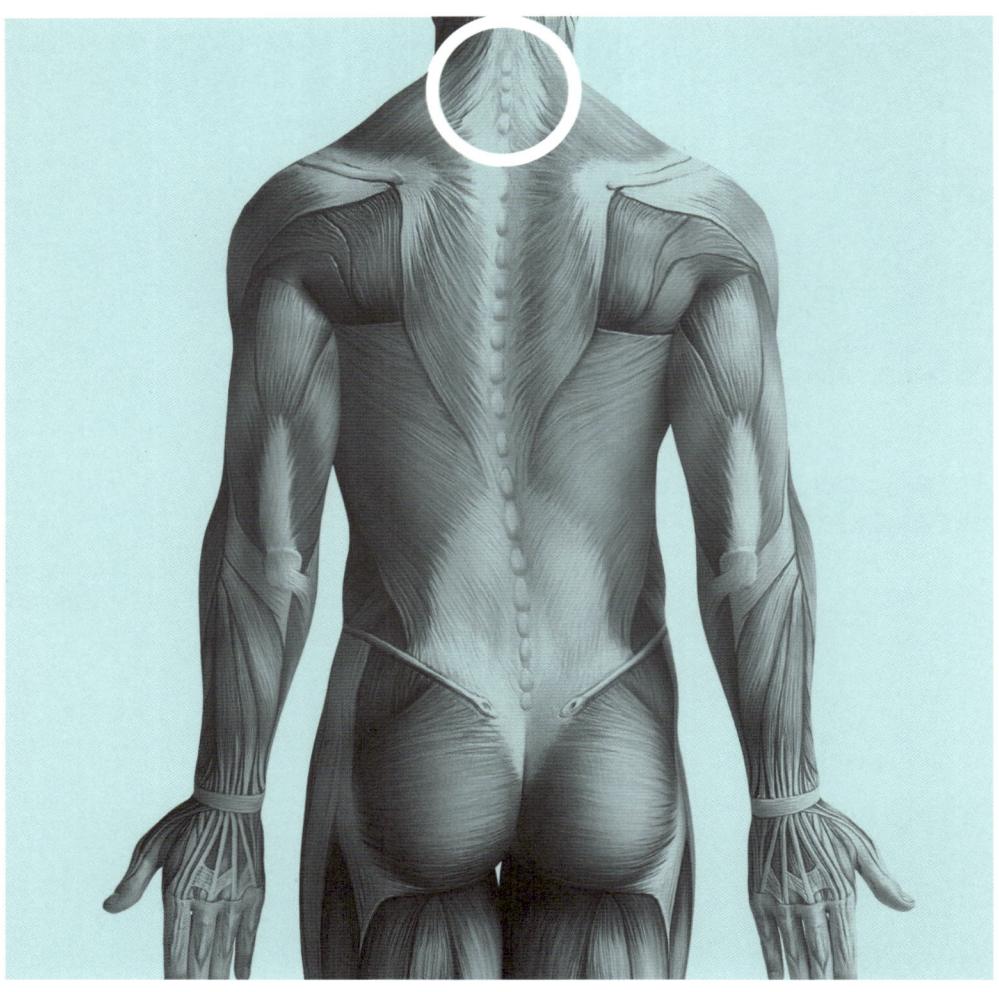

before taping

목도 일종의 척추기립근이라고 볼 수 있다. 목 상태를 확인하려면 근력과 유연성을 살펴보아야 한다.

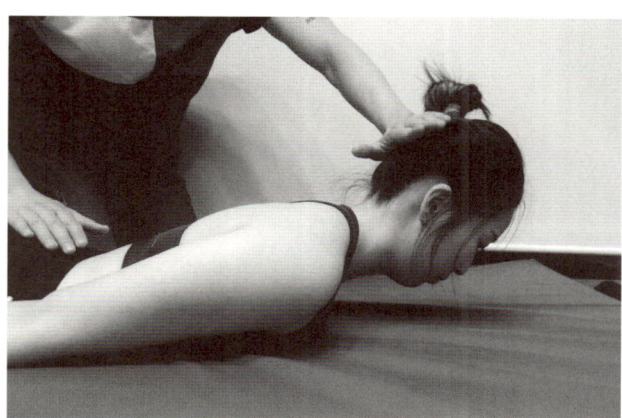

1
근력은 엎드린 상태에서 목을 위로 올리고 얼마만큼 올라오는지 체크하는 방식으로 테스트하는데, 이때 힘을 가해서 버티는 힘을 측정한다. 이 자세에서 왼쪽과 오른쪽으로 고개를 살짝 돌리며 근육이 경직되면서 오는 통증 혹은 근육이 늘어나면서 오는 통증이 있는지도 살핀다.

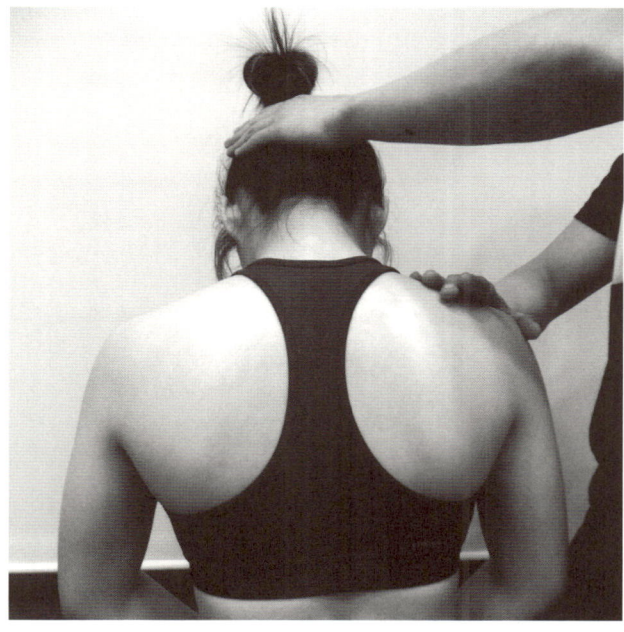

2
이번에는 유연성을 테스트해본다. 목을 앞으로 숙인 후 턱과 쇄골의 간격을 측정하면 된다. 반대로 목을 뒤로 젖혀서 뻑뻑한 느낌이나 통증이 있는지도 체크한다.

taping

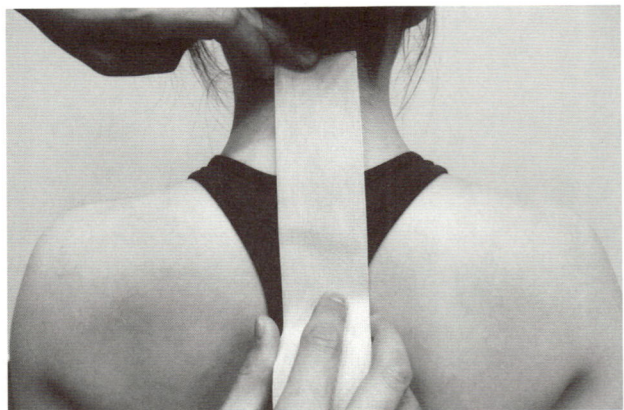

1 머리카락이 나는 곳 중 가장 아래 지점부터 견갑골 중간까지의 길이를 측정한다.

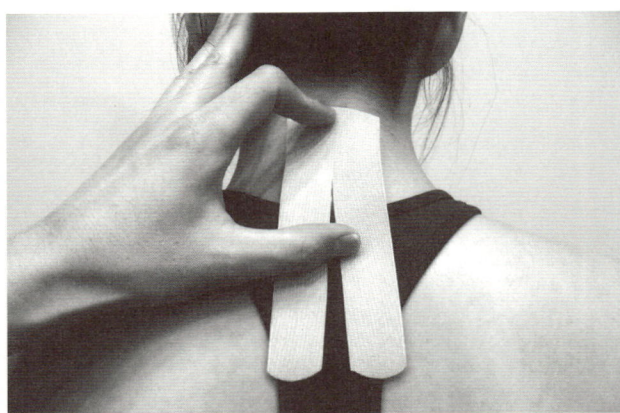

2 테이프를 Y자로 자르고 라운딩한다.

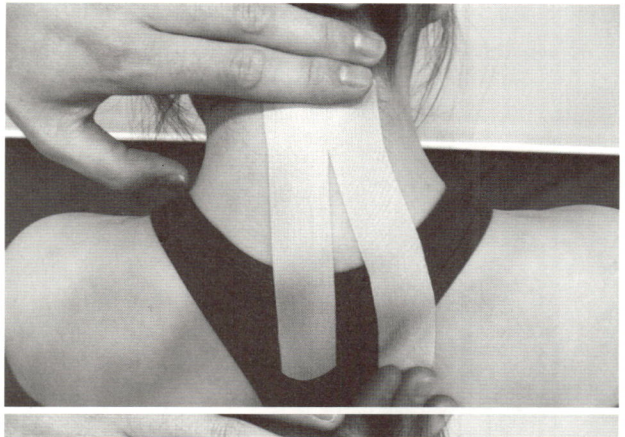

3
목을 앞으로 숙여 근육을 스트레칭한 상태에서 테이프를 두 갈래로 나눠서 붙인다.

＊ 실제로는 옷이 아닌 피부 바로 위에 테이핑하도록 한다.

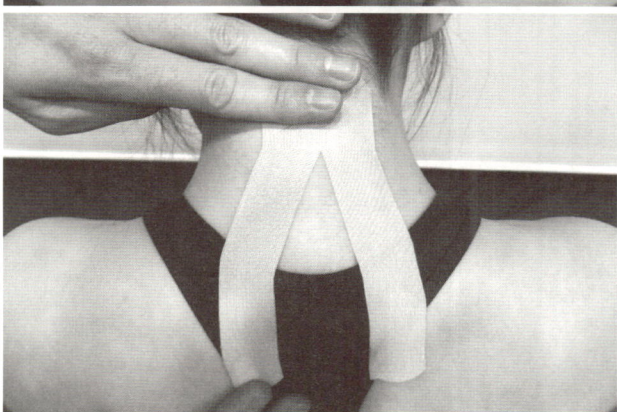

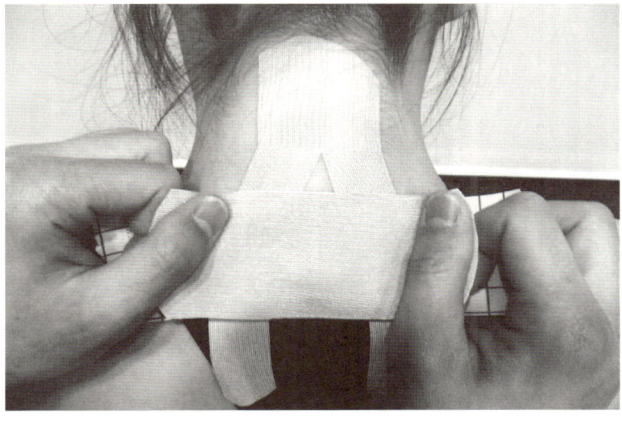

4
목을 숙였을 때 톡 튀어나온 부분에 가로로 보강 테이핑을 한다. 보강 테이핑을 할 때는 가운데 찢기를 해서 중간 지점을 맞추는 방식으로 하면 된다.

after taping

테이핑의 효과를 확실하게 느끼기 위해서는 테이핑 후에 몸 상태를 반드시 테스트해야 한다. 평소 문제가 되던 통증이 한 번에 사라지지 않고 차츰 완화되는 경우가 있는데, 테스트를 하지 않으면 정확한 효과를 알기 힘들다.

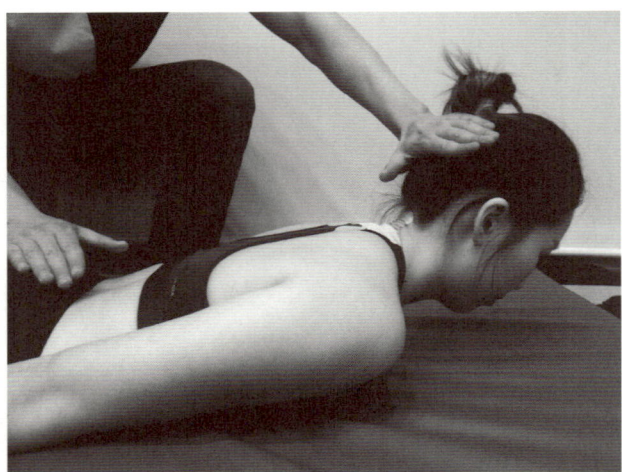

1
엎드려서 머리를 위로 들어 올린다. 다른 사람이 뒤에서 머리를 누르며 테이핑 전에 비해 얼마나 힘이 느껴지는지 측정한다.

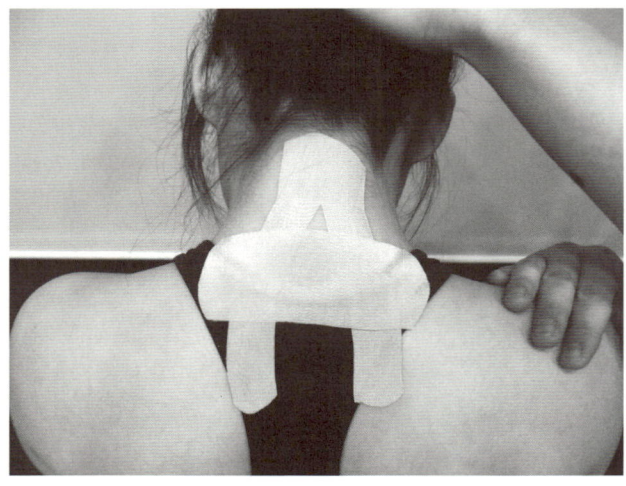

2
다음으로, 고개를 앞으로 숙여 각도를 체크한다. 반대로 목을 뒤로 젖혀서 불편한 정도도 확인한다.

6 머리를 받치는 흉쇄유돌근

목 측면에 있는 흉쇄유돌근은 신체의 전반적인 불균형에 의해 손상될 수 있는 근육으로, 이 근육의 상태를 알아보기 위해서는 팔, 견갑대, 골반, 다리 길이 등을 함께 검사해야 한다. 근육의 불균형은 두개골을 정면에서 보았을 때 머리가 한쪽으로 치우치는 현상을 유발하며 자율신경학적 증상과 고유수용성 감각의 왜곡이 초래되어 난치성 질환으로 오인될 수 있다. 목 근육과 복부 근육은 큰 연관성을 가지고 있어서, 흉쇄유돌근의 힘은 복부 근육에서 나온다고 할 수 있으므로 목이 만성적으로 불편한 경우에는 복부의 경직 또는 약화를 먼저 검사해야 한다.

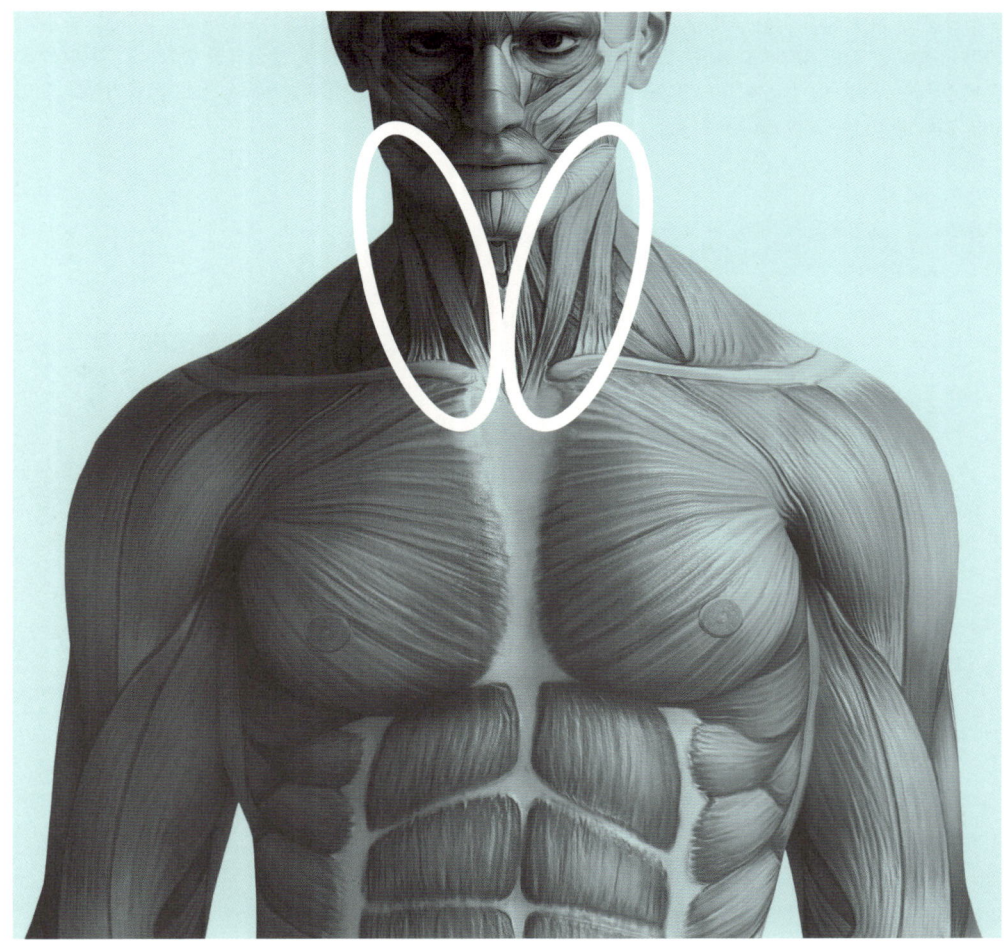

before taping

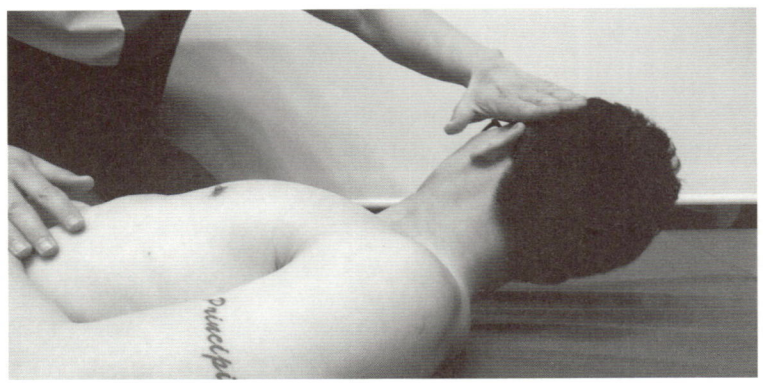

우선 정면을 바로 보고 서서 콧대를 살핀다. 콧대가 왼쪽이나 오른쪽 중 한쪽으로 치우치지 않고 수직으로 내려가야 균형이 잘 잡힌 상태라고 할 수 있다. 다음으로 목 근육의 상태를 보기 위해서 눕도록 한다. 그 자세에서 얼굴을 한쪽으로 최대한 돌리며 머리를 들어본다. 다른 사람이 머리에 힘을 가해서 버티는 정도를 확인한다. 힘이 없는 경우에는 그냥 목을 들어 올려본다.

taping

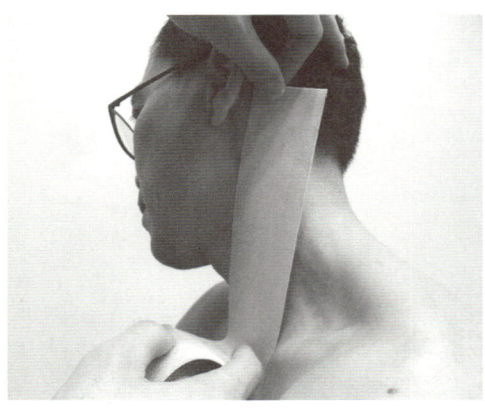 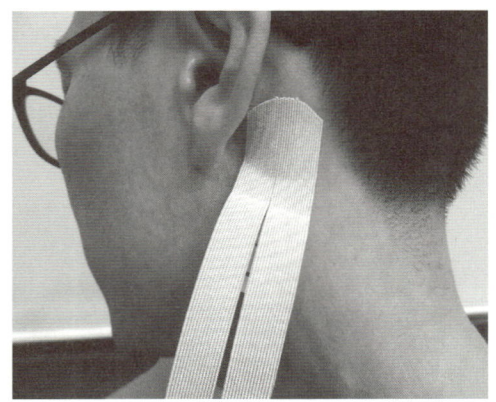

1
귀 뒤쪽에서 쇄골 앞쪽까지의 길이에 맞게 테이프를 자른다. 흉쇄유돌근은 얇기 때문에 테이프 역시 반으로 나눠 Y자로 만들고 라운딩한다. Y자의 양 갈래는 각각 폭이 2.5센티미터 정도가 된다.

2
귀 뒤쪽에 먼저 2센티미터 정도 붙인다.

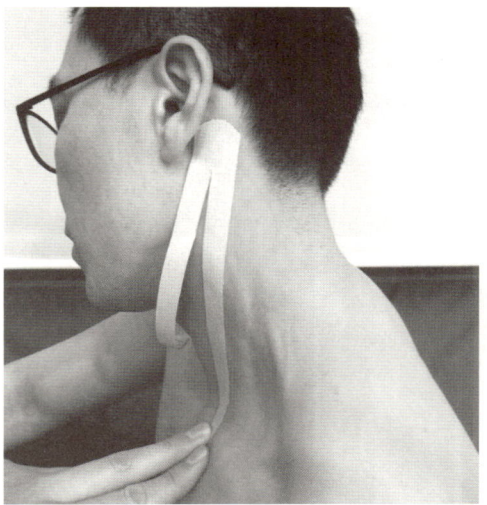 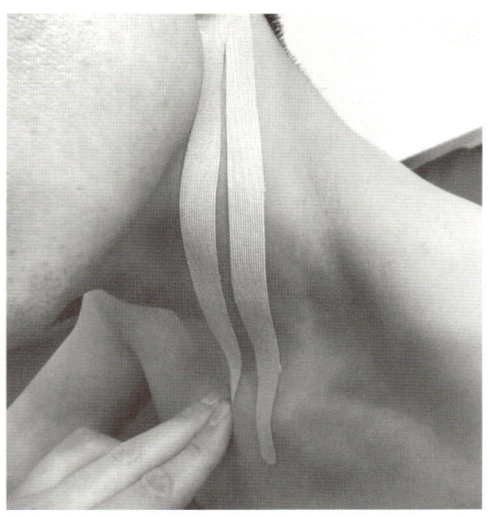

ㅋ
Y자로 나누어진 두 갈래 중에서는 몸의 뒤쪽에 있는 갈래(쇄골부)부터 붙인다. 이때 정면을 본 상태에서 쇄골을 앞으로 쭉 밀면 자연스럽게 스트레칭이 된다.

4
남은 갈래(흉골부)는 몸의 앞쪽으로 붙인다. 쇄골을 앞으로 밀어서 스트레칭한 상태에서 턱을 테이핑하는 방향으로 당긴 자세를 취한 뒤 붙인다.

after taping

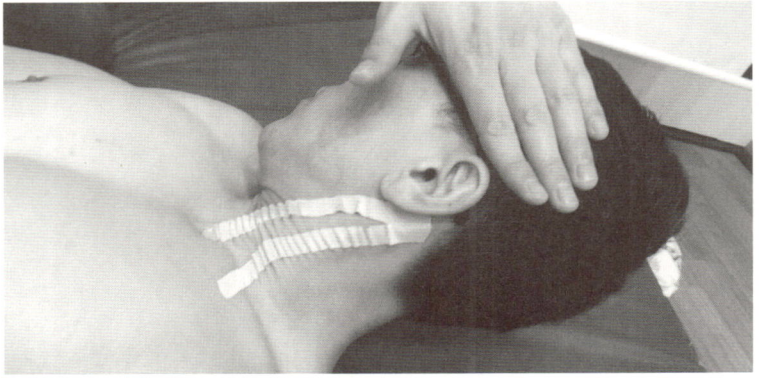

테이핑 전과 같은 방식으로 테스트한다. 누워서 고개를 한쪽으로 돌리고 머리를 들어 올리며 목에 얼마나 힘이 들어가는지 확인한다. 컴퓨터나 스마트폰을 많이 사용하면 목 건강이 악화되는데, 일부러 머리를 앞으로 쭉 내민 외계인 같은 모습이 된다. 이렇게 구부정한 자세를 하고 있는 사람을 정면에서 보면 얼굴과 어깨 사이에 목이 잘 보이지 않는다. 그러나 흉쇄유돌근 테이핑을 하면 숨어 있던 목이 드러나게 된다.

편두통을 부르는 승모근

승모근은 머리와 목 그리고 견갑골과 가슴을 연결하는 근육으로 머리가 직립할 수 있도록 자세를 유지하며 중력에 맞서고 있다. 전체적인 몸의 긴장 상태를 검사할 때 우선적으로 고려해야 할 근육인데, 승모근으로 인해 어지럼증이나 편두통이 나타나기도 한다. 어지럼증이 느껴진다면 흉쇄유돌근과 승모근을 함께 생각해야 한다. 승모근이 딱딱하게 굳으면 머리로 혈액이 올라가는 혈관이 막혀 편두통을 일으키기도 한다. 대부분 승모근이라고 하면 상승모근만 생각하지만, 중승모근과 하승모근도 있다. 하승모근의 경우에는 근육이 갈비뼈가 끝나는 지점까지 연결되어 있다.

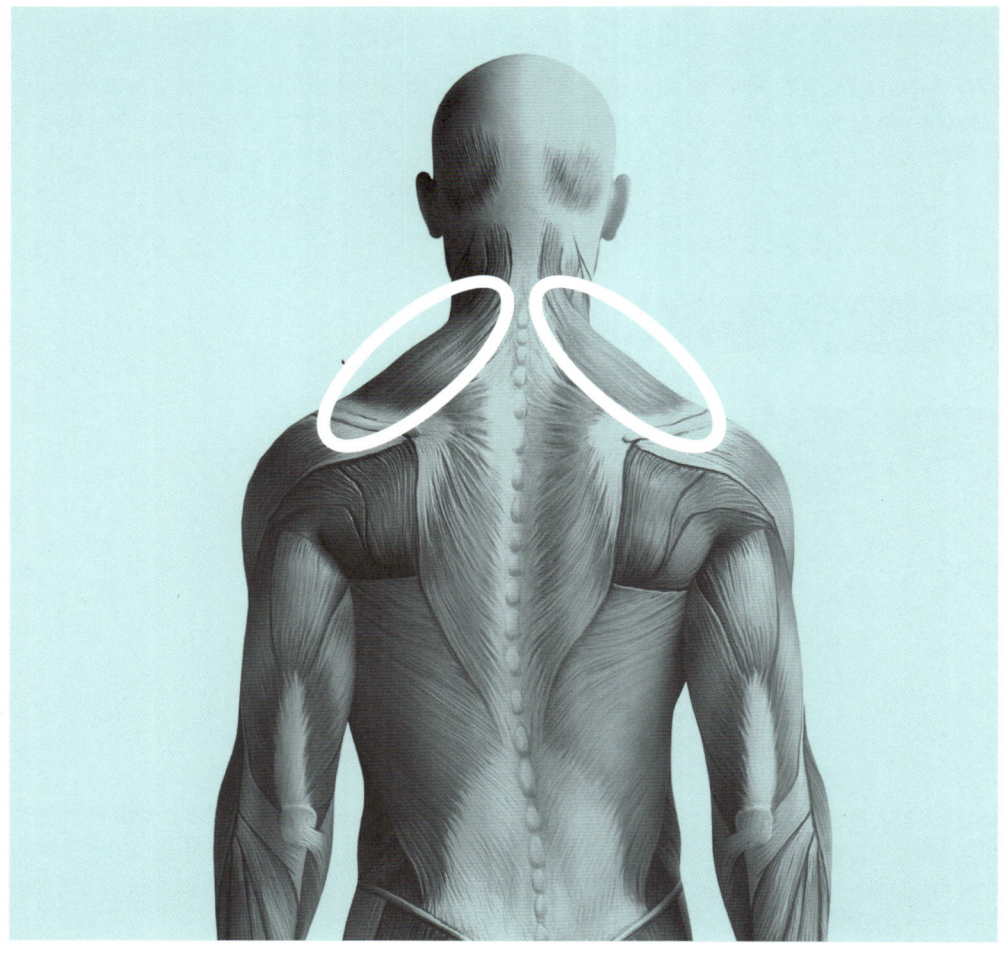

before taping

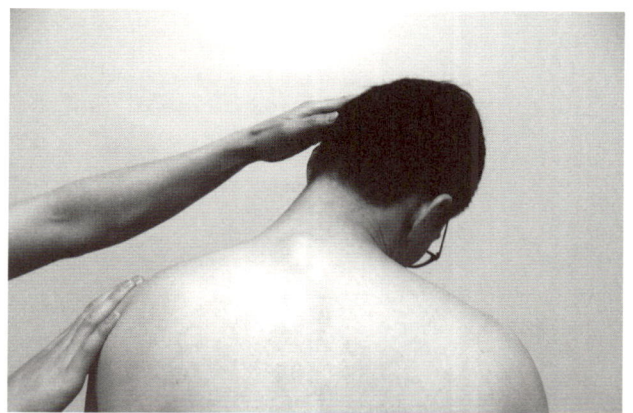

1
정면을 바라보고 목을 오른쪽으로 젖혀 스트레칭한다. 머리의 각도가 45도 이상 내려가야 정상이다.

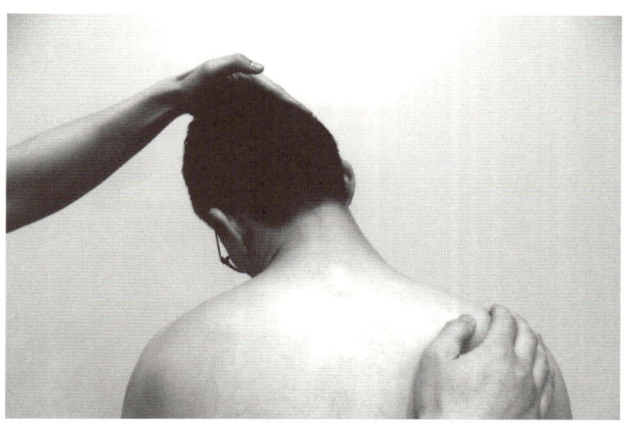

2
이번에는 반대 방향으로 고개를 젖혀 스트레칭한다. 역시 45도 이상 내려가야 정상이다.

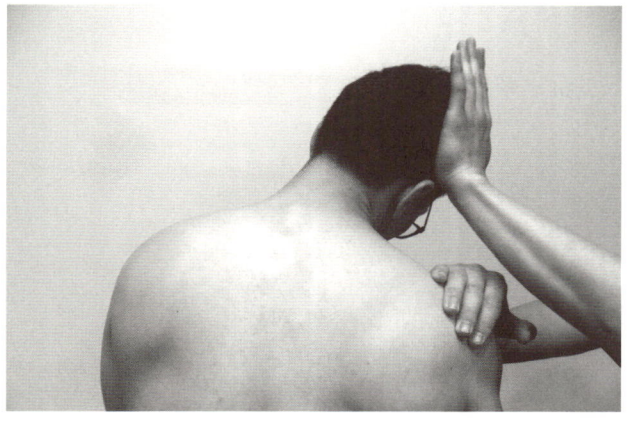

3
다음으로 근력을 테스트한다. 귀를 어깨에 최대한 가까이 붙인다고 생각하고 고개를 꺾어보자. 다른 사람은 머리를 어깨에서 떼어내는 느낌으로 힘을 주어 힘이 들어가는 정도를 측정한다.

taping

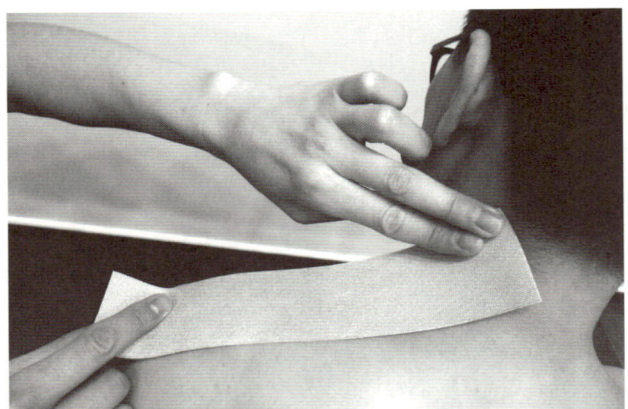

1
귀밑에 머리가 끝나는 부분부터 어깨가 톡 튀어나온 부분까지 거리를 잰다.

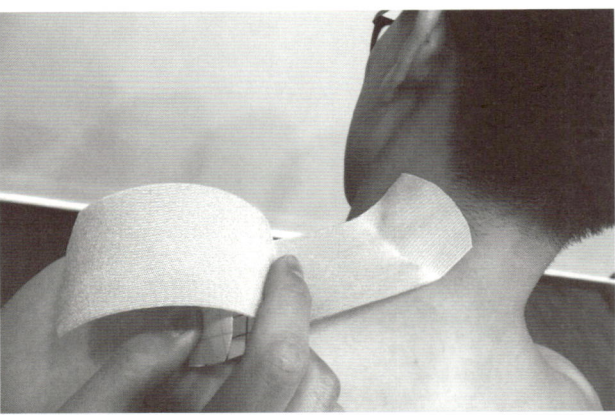

2
목을 45도 대각선 방향으로 숙여서 스트레칭한 후 테이핑한다.

after taping

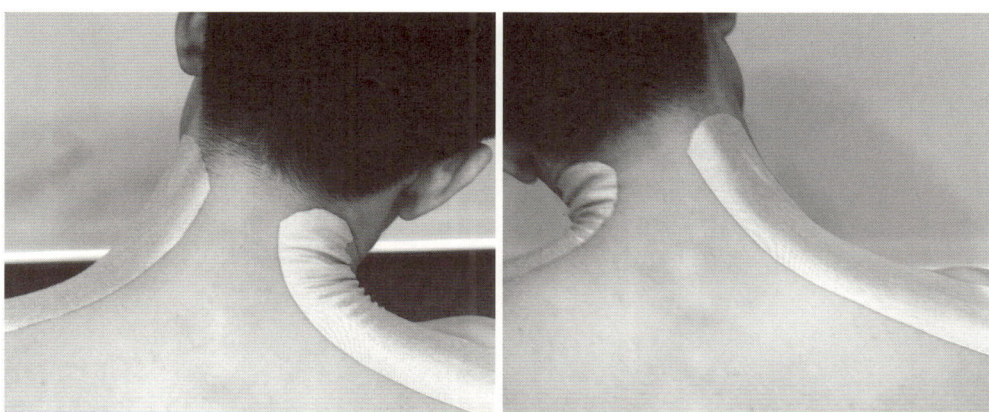

1
목을 좌우로 움직여 45도 이상 내려가는지 가동 범위를 테스트한다.

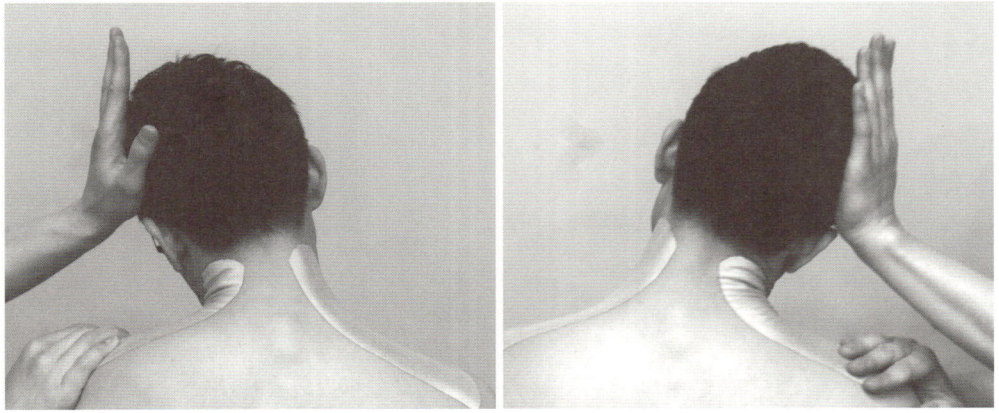

2
머리를 좌우로 젖히고 다른 사람이 손으로 밀어서 근력을 테스트한다.

어깨를 움직이는 삼각근

대퇴부를 보호하는 고관절의 엉덩이 근육처럼 삼각근은 어깨의 관절을 보호하는 근육이다. 견관절의 모든 운동에 관여하며, 어깨에 이상이 있을 때 기본적으로 검사해야 한다. 쇄골과 견봉 그리고 견갑골극에 부착되어 있으므로 상완(팔꿈치에서 어깨)의 동적인 운동과 정적인 자세는 항상 승모근과 연계하여 생각해야 한다. 삼각근은 팔을 앞, 뒤, 옆으로 들어 올리는 근육이므로 팔이 잘 올라가지 않는다면 삼각근 혹은 그 주변의 근육을 살펴야 한다.

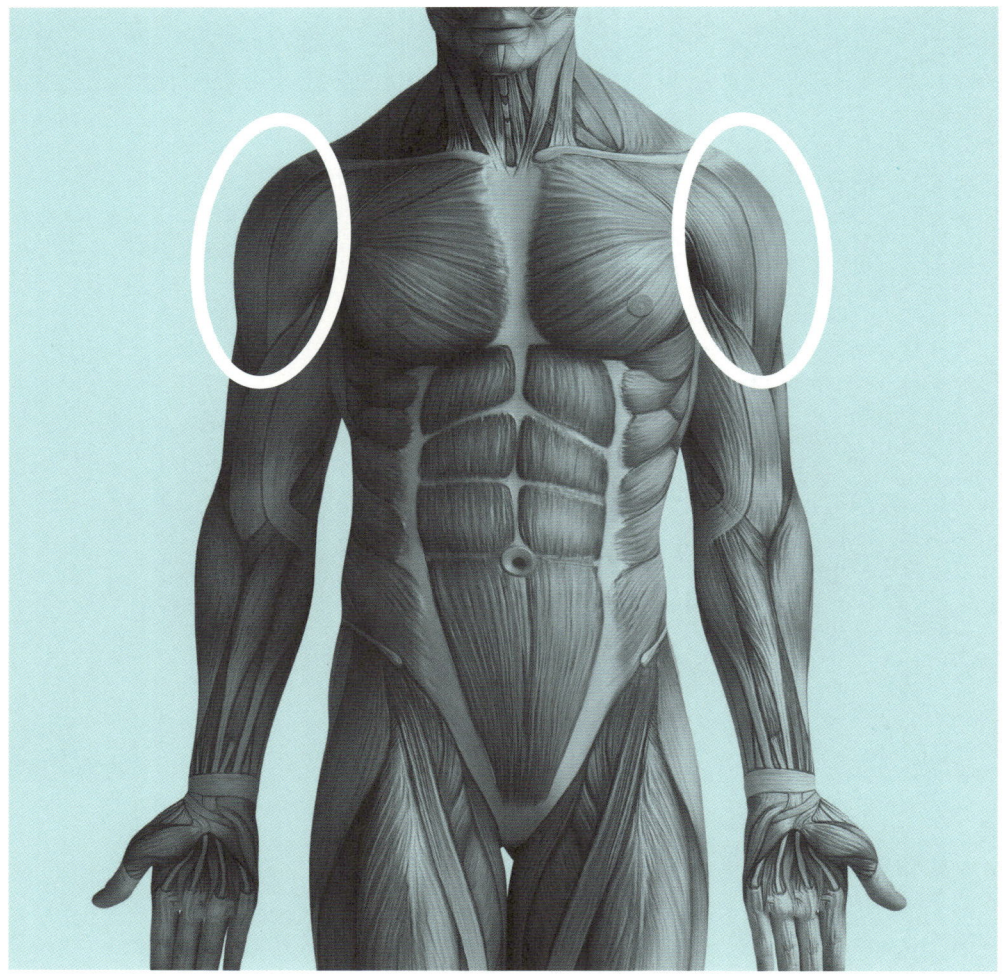

before taping

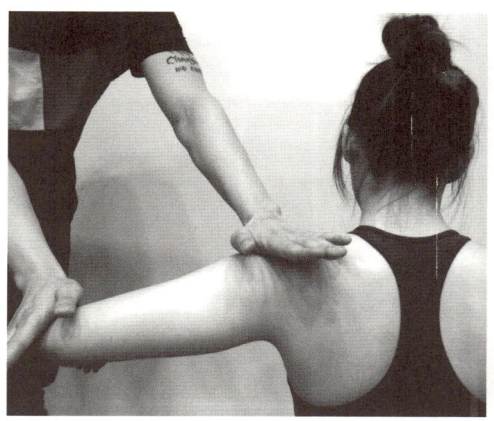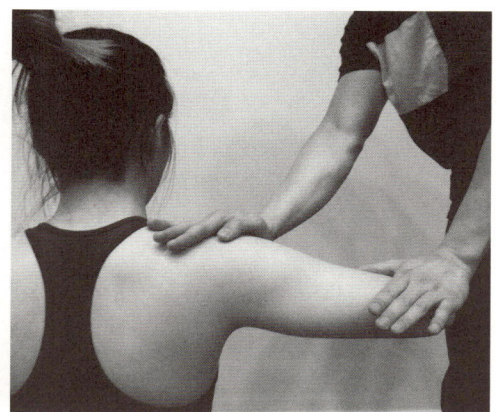

1

삼각근은 크게 전삼각근, 중간삼각근, 후삼각근의 세 가지로 나눌 수 있다. 팔을 앞으로 뻗을 때 사용되는 근육이 전삼각근, 뒤로 뻗을 때 사용되는 근육이 후삼각근, 옆으로 들어 올릴 때 사용되는 근육이 중간삼각근이다.
팔을 구부린 상태에서 팔꿈치를 어깨와 수평이 될 때까지 올린다. 다른 사람이 한 손을 어깨에 올리고 다른 한 손을 팔꿈치에 올려서 팔꿈치에 압력을 가한다. 얼마나 버틸 수 있는지 확인한다.

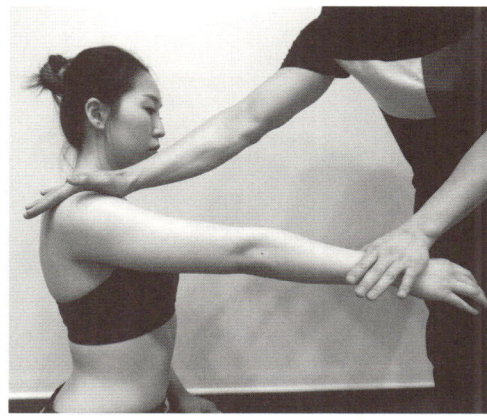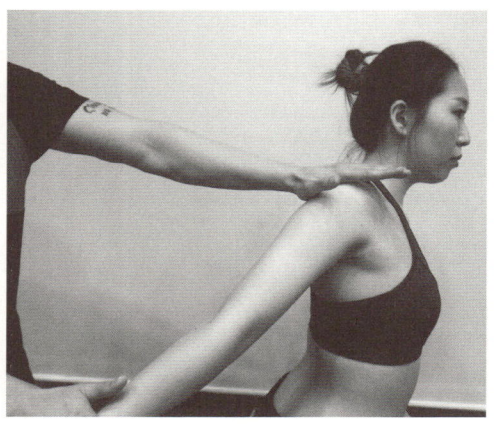

2
팔을 수평으로 올린다. 옆 사람이 한 손으로는 어깨, 한 손으로는 팔목을 잡고 팔을 아래로 눌러서 버티는 힘을 측정한다.

3
새끼손가락이 위로 올라오도록 하여 팔을 뒤로 뻗는다. 옆 사람이 한 손으로는 어깨, 한 손으로는 팔목을 잡고 팔을 아래로 눌러서 버티는 힘을 측정한다.

taping

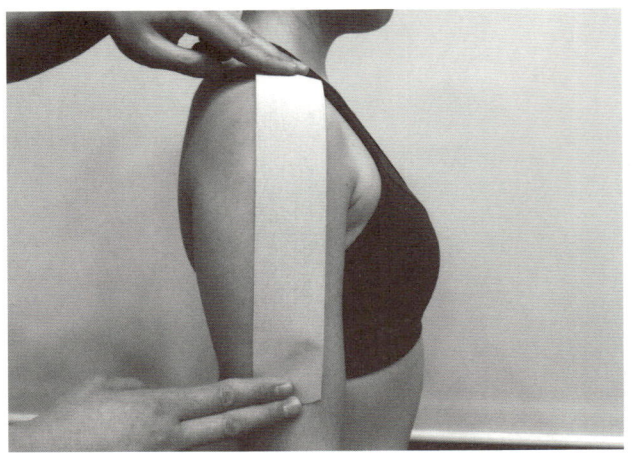

1
삼각근이 시작하는 부분보다 5센티미터 아래부터 어깨 위 5센티미터까지의 길이를 측정한다.

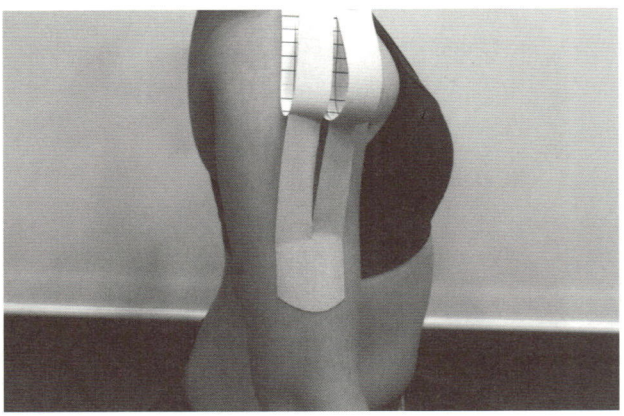

2
처음 5센티미터를 떨어지지 않게 먼저 붙인다.

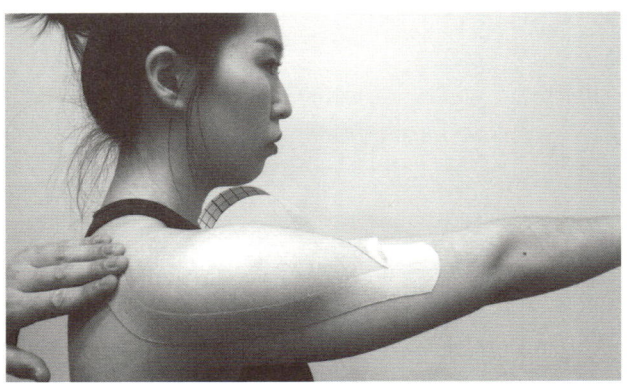

3
후면삼각근을 붙일 때는 팔을 펴서 몸통 쪽으로 스트레칭하고 삼각근 라인을 따라서 붙인다.

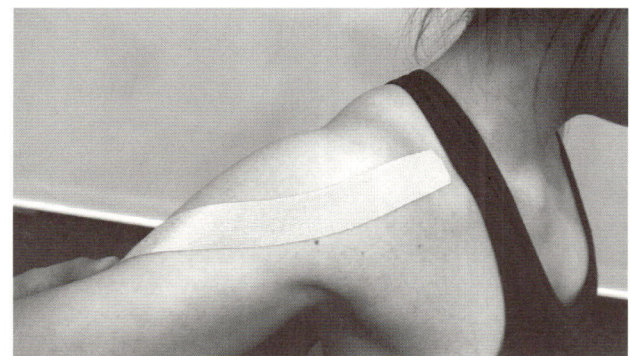

4
전문삼각근을 붙일 때는 엄지손가락이 위로 가도록 하고 팔을 뒤로 보내서 스트레칭하고 라인을 따라서 붙인다.

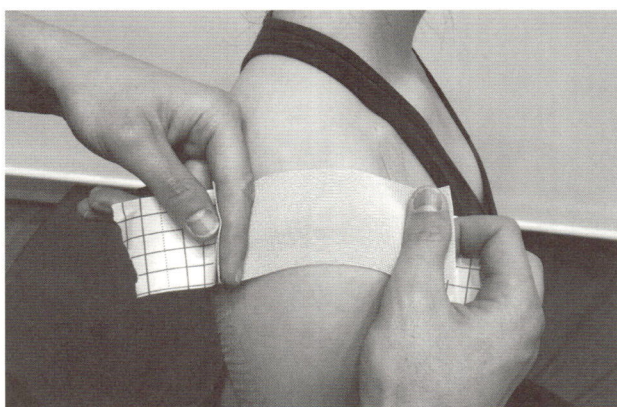

5
삼각근과 승모근이 마주하는 부분에 가로로 테이핑한다.

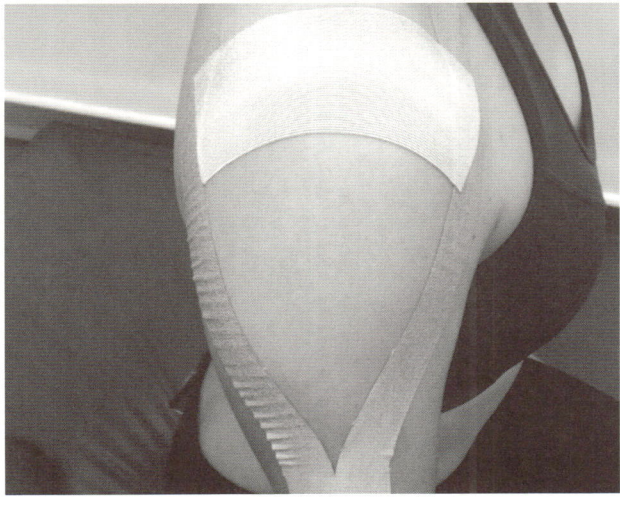

after taping

테이핑을 하고 나서 다시 처음과 같은 방식으로 몸 상태를 확인한다. 처음에는 얼마나 올릴 수 있는지와 힘을 테스트했다면, 지금은 움직이는 각도가 얼마나 넓어졌는지 알아보고 힘의 증가된 정도도 측정한다.

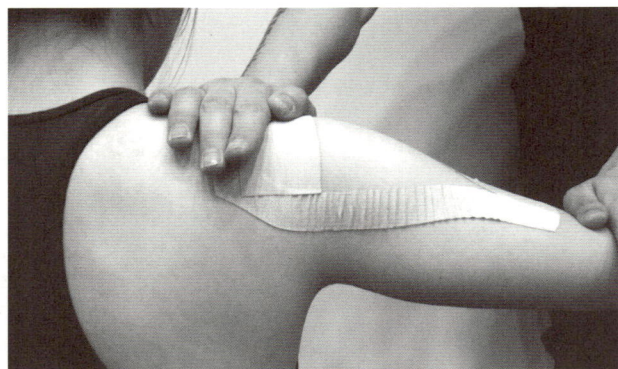

1
팔을 구부리고 팔꿈치를 들어 올린다. 옆 사람이 어깨와 팔꿈치에 손을 올린 후 팔꿈치에 힘을 주어 버티는 힘이 얼마나 늘었는지 측정한다.

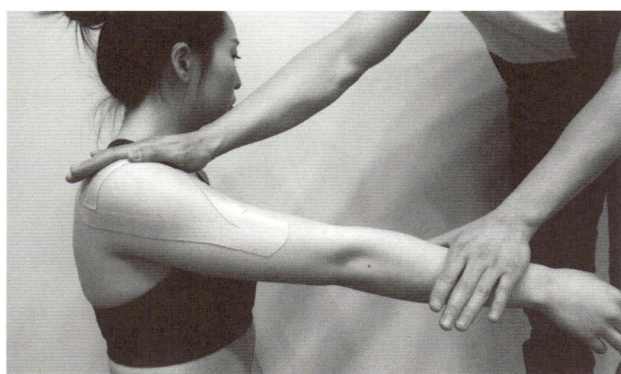

2
팔을 수평으로 올린다. 옆 사람이 어깨와 팔목을 잡고 팔을 아래로 누른다. 이번에도 버티는 힘이 늘어난 정도를 확인한다.

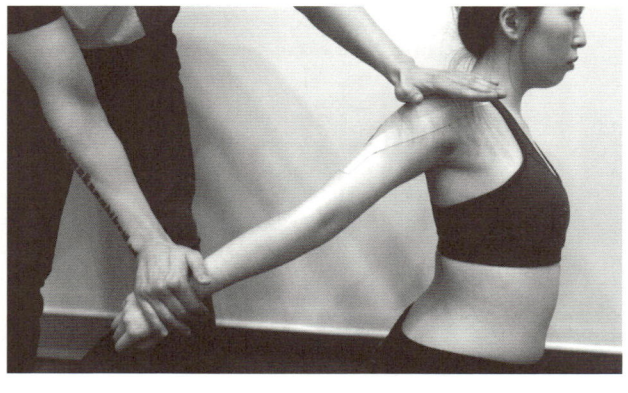

3
손날을 위로 향해 팔을 뒤로 뻗는다. 옆 사람이 어깨와 팔목을 잡고 팔을 아래로 누른다. 역시 버티는 힘이 늘어난 정도를 확인한다.

체중을 감당하는 무릎 근육

무릎과 연관되어 있는 근육은 대퇴사두근으로 허벅지 앞면에 위치하고 있다. 허벅지 안쪽에 있는 근육은 허벅지를 모으는 근육과 함께 작용하는데, 이 근육이 손상되면 무릎에 힘이 없어지고 무릎 부종이 생길 수 있다. 바깥쪽 근육은 체중을 감당하는 역할을 한다. 상체가 너무 비대하거나 육체노동을 많이 하는 사람이라면 무릎 관절에 문제가 생길 수 있다.

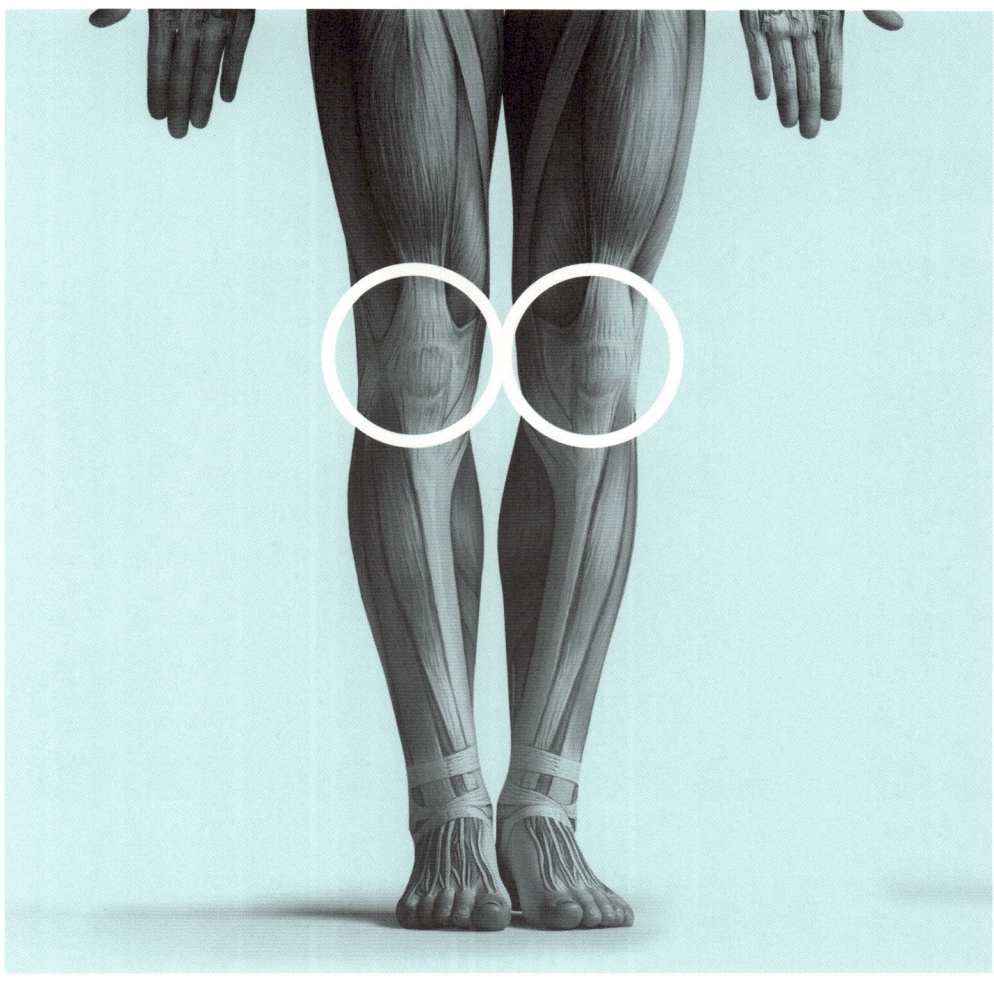

before taping

의자에 앉으면 다른 사람이 무릎을 감싸듯이 잡아서 고정시킨다. 이 상태에서 무릎을 펴며 그 힘의 강도를 측정한다.

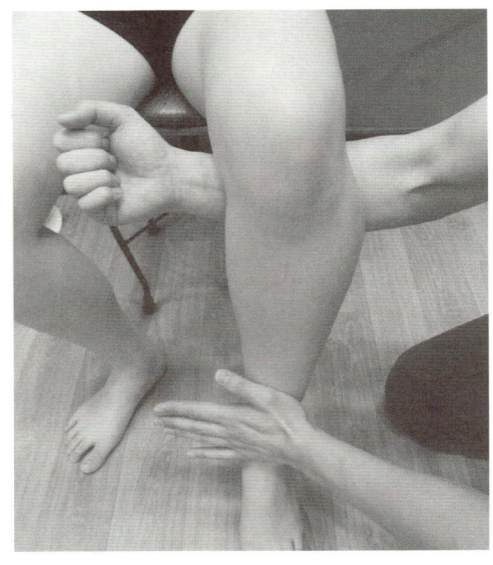

taping

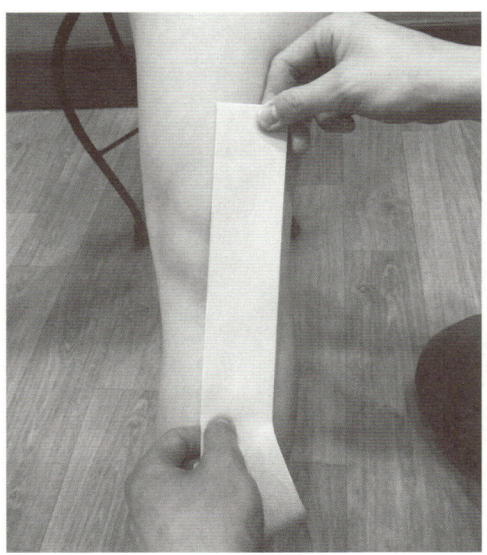

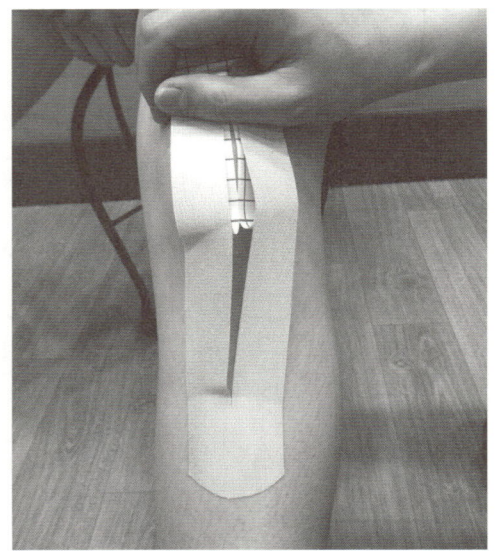

1
무릎 밑을 관찰해보면 살짝 튀어나온 부분(경골조면)이 있다. 그곳보다 5센티미터 아래에서 시작해 무릎 위까지의 길이를 잰다.

2
시작점 5센티미터를 먼저 붙인다.

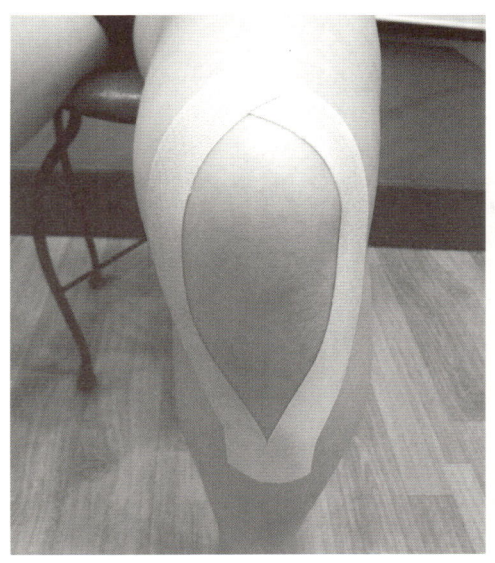

3
무릎을 90도 이상 구부리고 무릎을 감싸듯이 감는다.

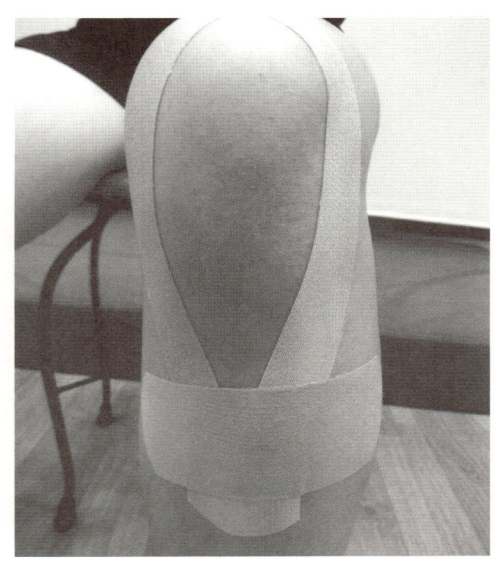

4
무릎 밑에 살짝 튀어나온 곳(경면조면)에 가로로 보강 테이핑을 한다.

before taping

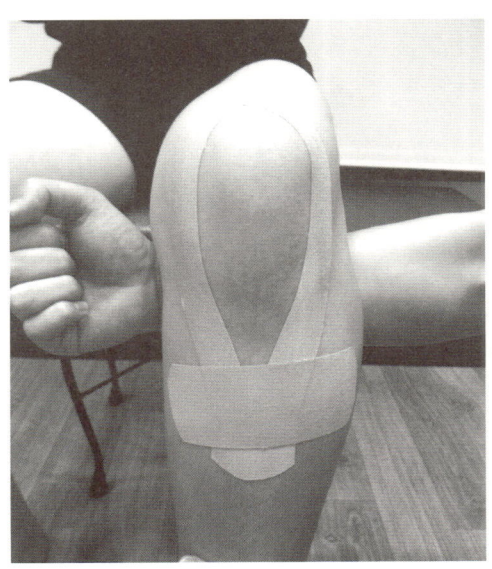

다른 사람이 무릎을 잡아 고정시킨 상태에서 다리를 쭉 편다. 처음과 나중의 힘, 통증의 강도를 비교한다.

2장 14가지 기본 테이핑

10 손동작이 뻑뻑한 테니스엘보

이번에는 팔꿈치에 위치한 수근신근을 테이핑해보자. 수근신근은 흔히 테니스엘보라고 부르는 증상과 관련 있는 근육으로, 손의 악력과 손목 기능에 영향을 준다. 어떤 근육은 손가락부터 시작하고 어떤 근육은 손등에서 시작하는 등 다양한 모습을 보이지만, 일반적으로 손등부터 팔꿈치까지의 근육이라고 생각하면 쉽다. 목과 견갑대 근육에 의해 2차적인 근손상이 유발될 수 있으므로 연계하여 생각해야 한다. 테니스엘보는 대부분 손등을 팔꿈치 방향으로 당기는 동작에 이상이 생기는 방식으로 드러난다. 굳이 테니스를 즐기지 않아도 겪을 수 있으며, 컴퓨터나 스마트폰을 자주 사용하는 사람 혹은 손을 많이 움직이는 사람에게 찾아올 수 있다. 손가락을 끊임없이 움직이다보면 손가락에 뻑뻑한 느낌을 받게 되는데, 스트레칭만으로도 어느 정도의 통증이 시원하게 가시는 느낌을 받을 수 있다.

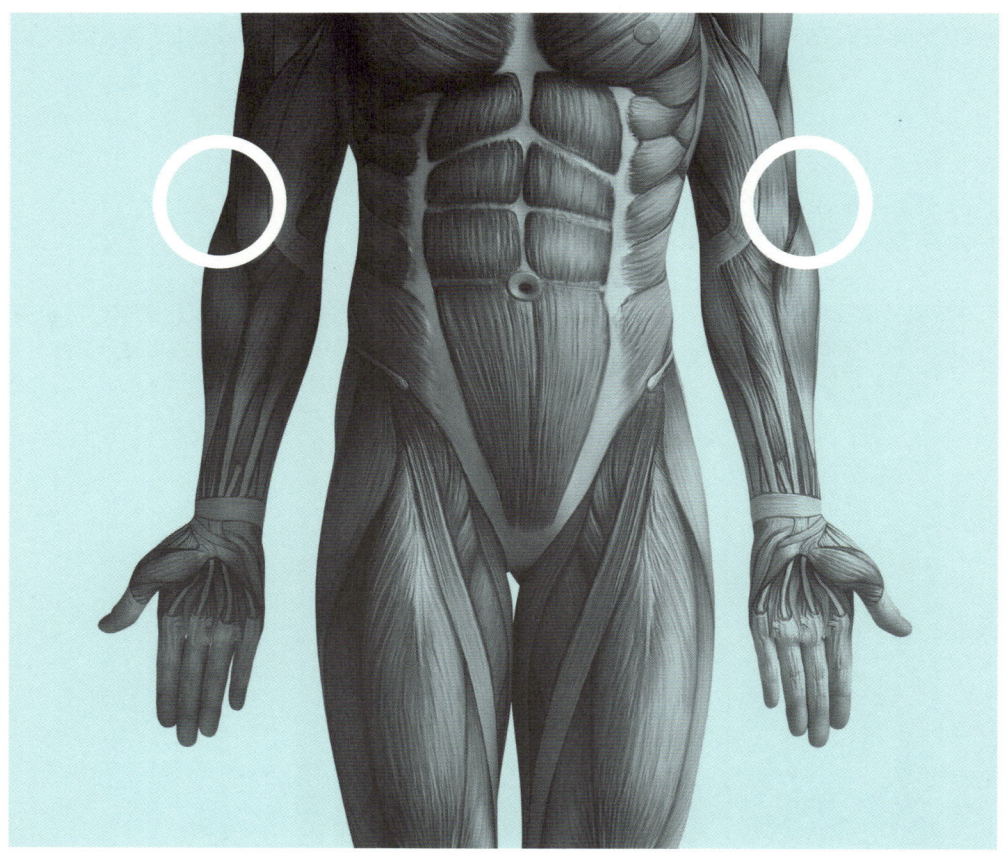

before taping

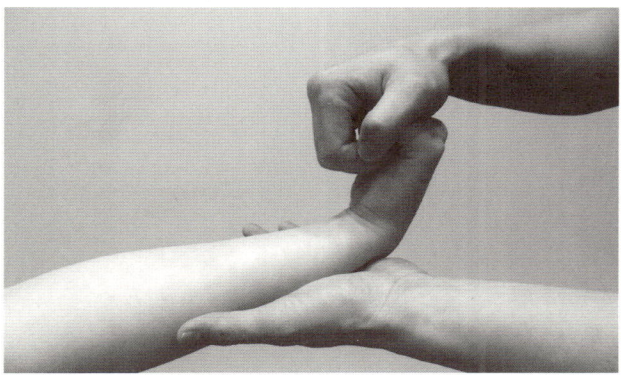

1
주먹을 가볍게 쥔다. 다른 사람이 왼손으로 손목을 잡고 오른손으로는 주먹을 쥔 손의 손톱 위를 가볍게 잡는다. 그리고 왼손으로 손목을 고정한 상태에서 김밥을 말듯이 오른손을 돌린다. 이때 팔목이 움직이는 각도와 통증의 정도를 측정한다.
다음으로 스트레칭했을 때 손목의 유연성을 평가해보자. 손목이 좋지 않은 사람은 180도에서 멈추기도 하지만, 유연한 사람은 90도까지 꺾이기도 한다. 어느 각도에서 통증을 호소하는지 살핀다.

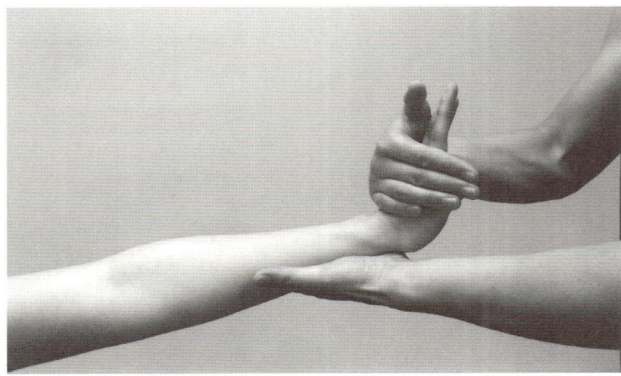

2
팔을 곧게 펴면 다른 사람이 왼손으로 손목을 받쳐준다. (팔꿈치가 구부러지면 테스트를 하는 도중 흔히 '알통'이라고 부르는 상완이두근으로 버티는 경우가 발생할 수 있다.) 테스트를 도와주는 사람은 자신의 오른쪽 손바닥으로 상대의 손등을 감싸서 팔뚝과 손등이 180도가 되게 힘을 준다. 힘을 줄 때는 당기는 것이 아니라 밑으로 내린다는 느낌으로 실시한다. (두 사람 간의 힘이 크게 차이 날 경우에는 테스트라는 목적에 맞게 상대보다 조금만 더 힘을 주는 방향으로 한다.) 팔꿈치에서 통증이 느껴지는지 체크하도록 하자.

taping

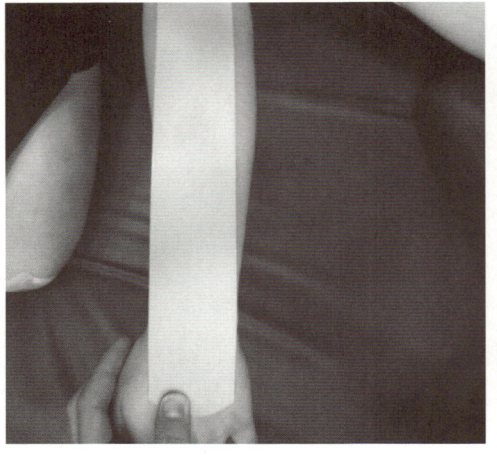

1
손등에서 팔꿈치 위까지의 길이를 잰다. 이곳에 위치한 근육은 두 개의 관절을 연결하는데, 하나는 팔꿈치고 다른 하나는 손목이다.

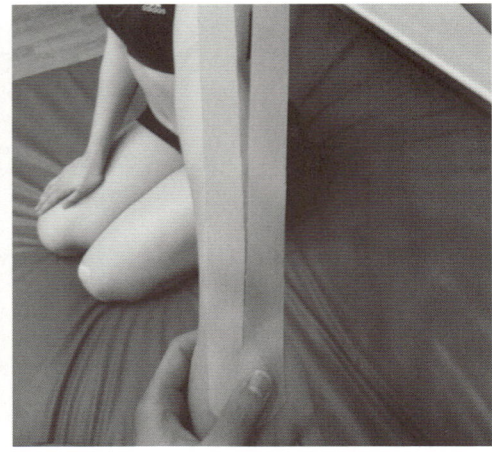

2
테이프를 Y자로 잘라서 준비하고 전반부 5센티미터를 먼저 붙인다. 이때는 스트레칭을 하지 않은 상태에서 부착한다.

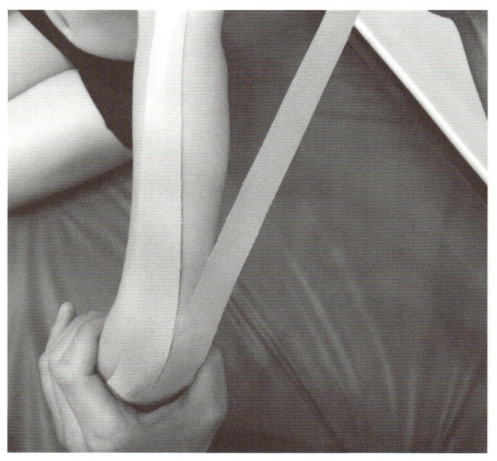

3
Y자로 나뉜 양 갈래로 팔꿈치를 감싸듯이 붙이는데 이 때는 팔목을 스트레칭한다. 테이핑 초보자를 관찰해보면 테니스엘보 테이핑을 할 때 테이프를 조금씩 붙이려고 하는 경우가 흔히 보인다. 하지만 처음에 길이를 측정한 위치만큼 당겨서 한 번에 붙여야 효과적이다.

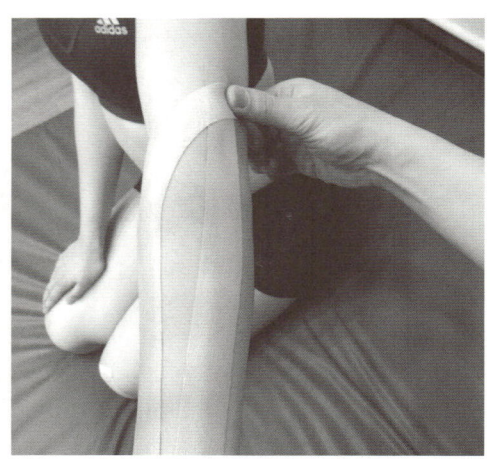

4
마무리할 때까지 스트레칭 상태를 유지한다.

after taping

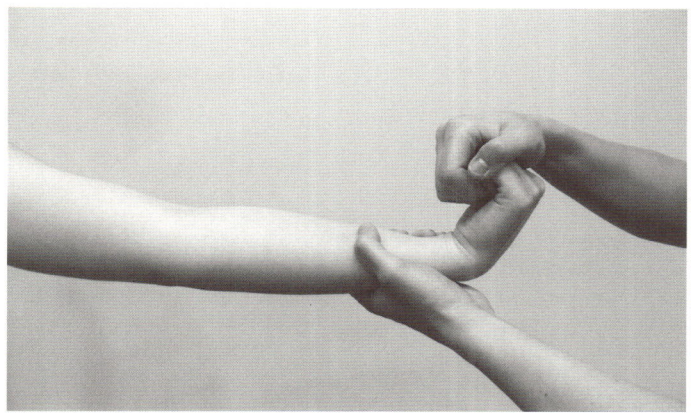

1
처음과 동일하게 왼손으로 손목을 잡고 오른손으로 주먹을 말아쥔 다음 스트레칭을 한다. 테이핑 전에 아팠던 각도만큼 스트레칭을 하고 통증을 물어본다. 그리고 다시 아픈 곳까지 더 스트레칭을 해본다.

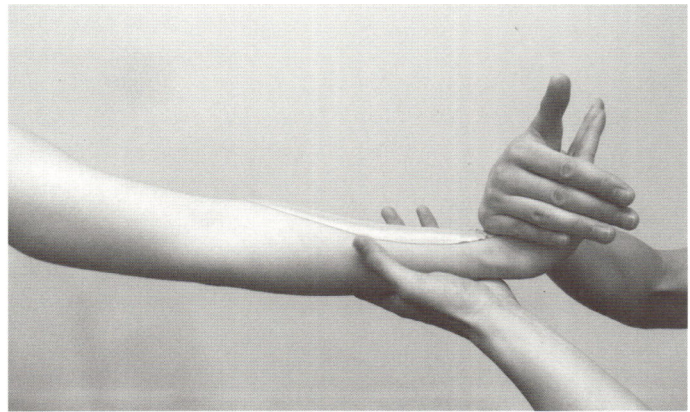

2
손목을 뒤로 당기고 처음과 같이 테스트를 한다. 이때도 처음과 같은 방법으로 테스트를 하면된다. 엘보가 있는 분들은 이 테스트를 할 때 팔꿈치가 평소 아팠던 곳이 아픈 경우가 있다. 그러나 테이핑 후 그 통증도 함께 체크한다.

11
손목 바깥이 아픈 골프엘보

사무직이나 컴퓨터 마우스를 오래 사용하는 사람은 대부분 골프엘보라고 불리는 근육이 늘어나 문제가 되는 경우가 많다. 손목 양쪽 바깥 부분이 아픈 증상을 호소한다.

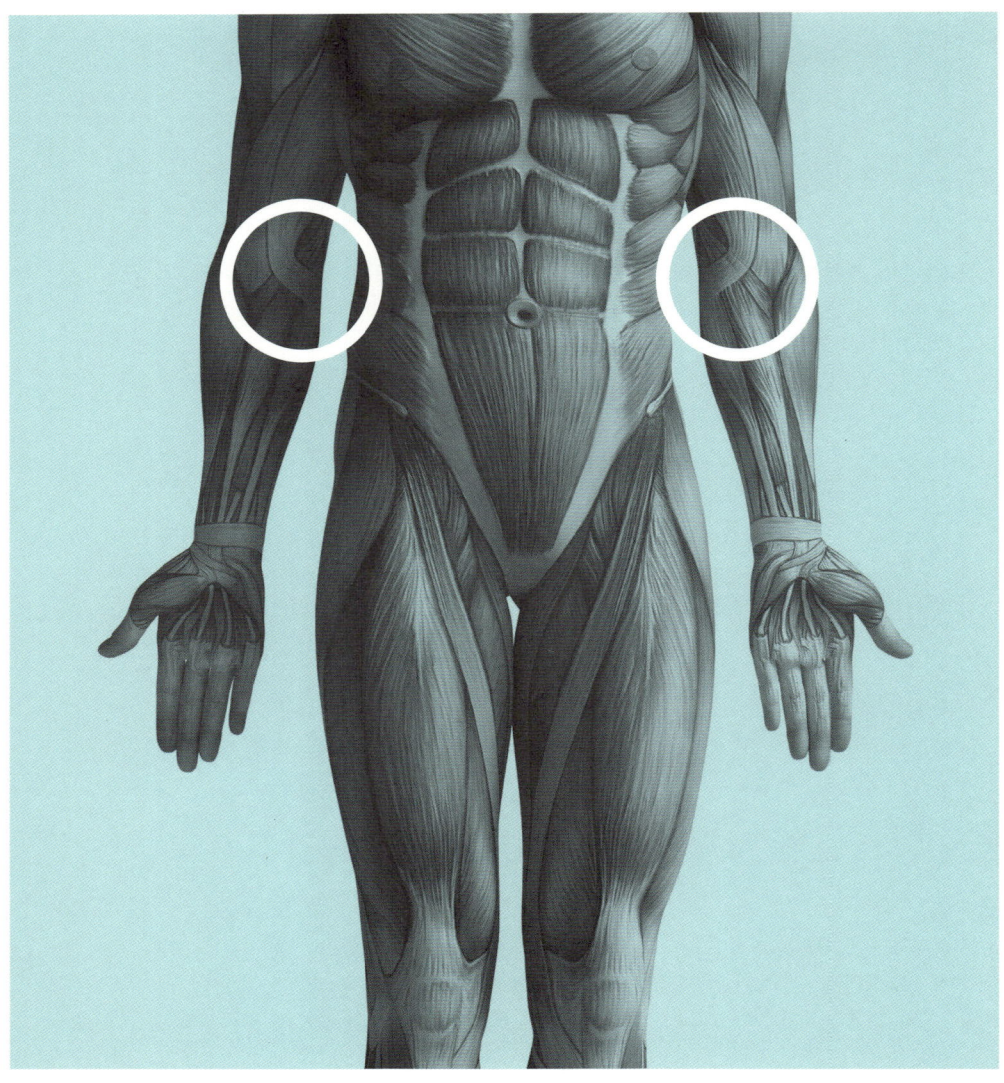

before taping

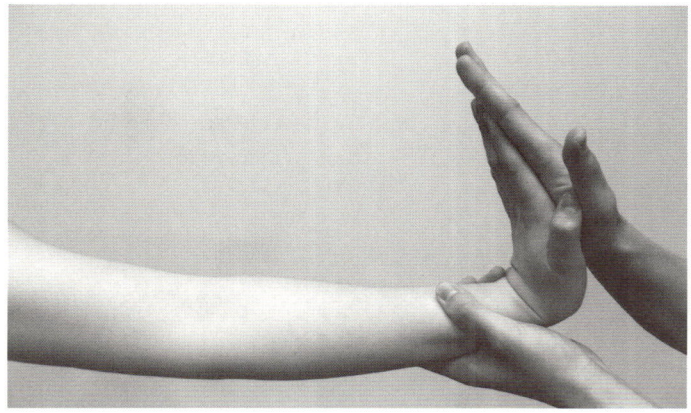

1
손목을 고정시키고 손바닥끼리 마주 보며 뒤로 민다. 가동 범위가 크지 않기 때문에 적절하게 스트레칭하기 조금 힘들지만, 손목의 유연성과 근력을 확인해본다.

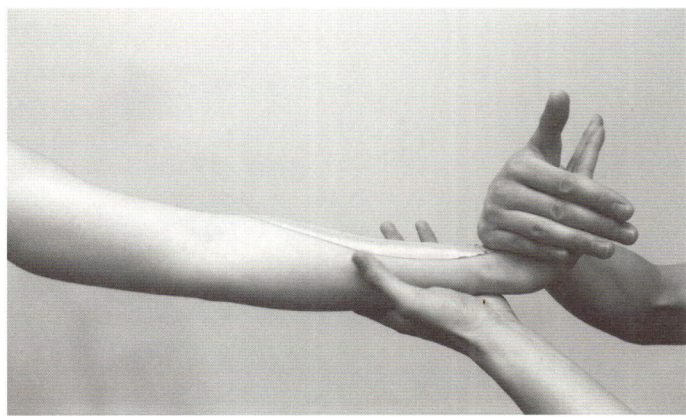

2
손을 뻗고, 옆 사람이 손목을 잡아 고정시킨다. 손을 뻗은 사람은 손바닥을 몸통 쪽으로 향하게 하여 당긴다. 옆 사람은 손바닥을 마주 잡고 힘을 주어 손목이 펴지게 한다. 이때 버티는 힘을 측정하고, 팔꿈치 방향에 통증이 있는지 확인한다.

taping

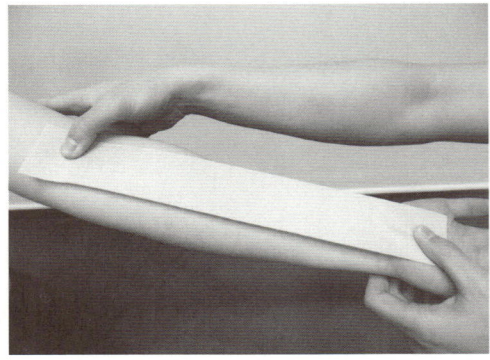 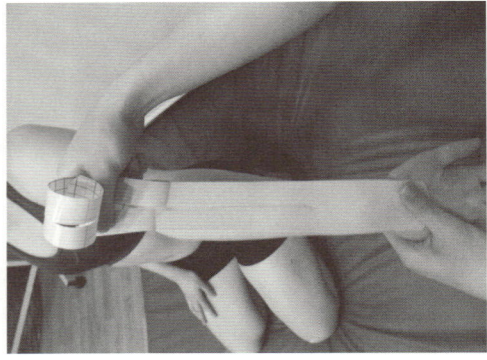

1
손바닥에서 팔꿈치 위까지의 길이에 맞춰 테이프를 자른다. 길이를 측정할 때는 스트레칭을 하지 않는다.

2
테이프 처음 5센티미터를 손바닥에 떨어지지 않게 붙인다.

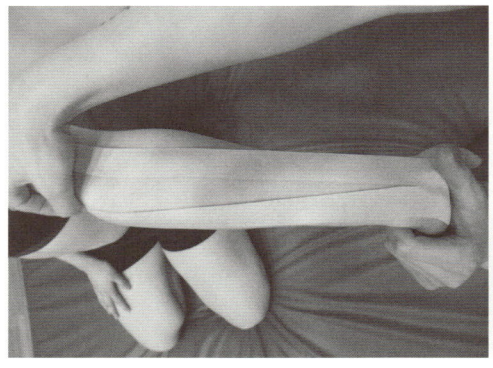 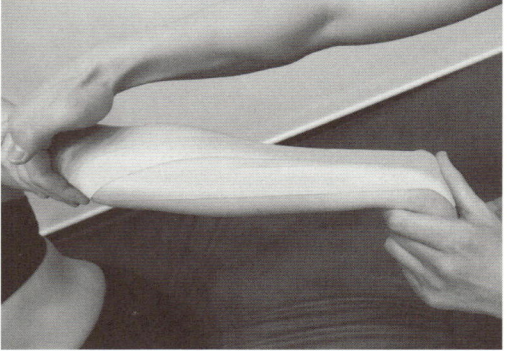

3
팔꿈치 안쪽으로 튀어나온 뼈에 붙어 있는 근육을 찾아 테이핑한다. 뼈를 중심으로 근육을 감싸듯이 붙이면 된다. 팔목은 계속해서 스트레칭 상태를 유지한다.

after taping

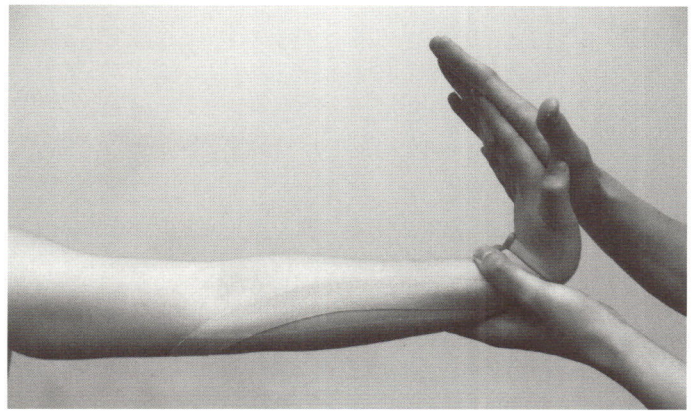

1
테이핑 전에 당겼던 느낌과 테이핑 후 당기는 느낌을 비교한다.

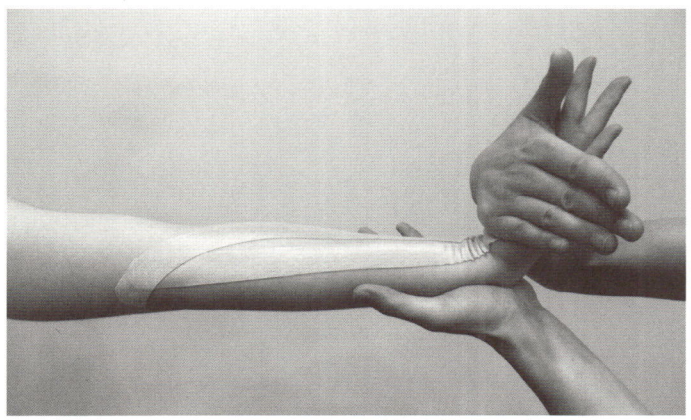

2
테이핑 전과 후의 근력 및 통증의 정도를 비교한다.

운동 부족에 시달리는 허벅지 근육

햄스트링은 허벅지 뒤쪽에 있는 근육으로 상체를 똑바로 유지시키는 자세 근육이며 저항에 대응하는 근육이다. 골반이 비틀어지면 허리나 엉덩이 쪽의 통증이 유발될 수 있다. 경골(정강이뼈)과 비골(정강이 옆의 뼈)에 연결되어 있어서 무릎 관절과 발목 질환에도 영향을 준다. 운동 부족, 온돌 문화, 의자 생활에 익숙한 현대인의 햄스트링은 경직되어 있어 긴장이 발생해 체형 변화가 일어나며, 때로는 전신 질환으로 번지기도 한다. 스포츠 활동이 적을수록 근단축(근육이 움츠린 상태로 굳는 현상)이 일어나기 쉽다.

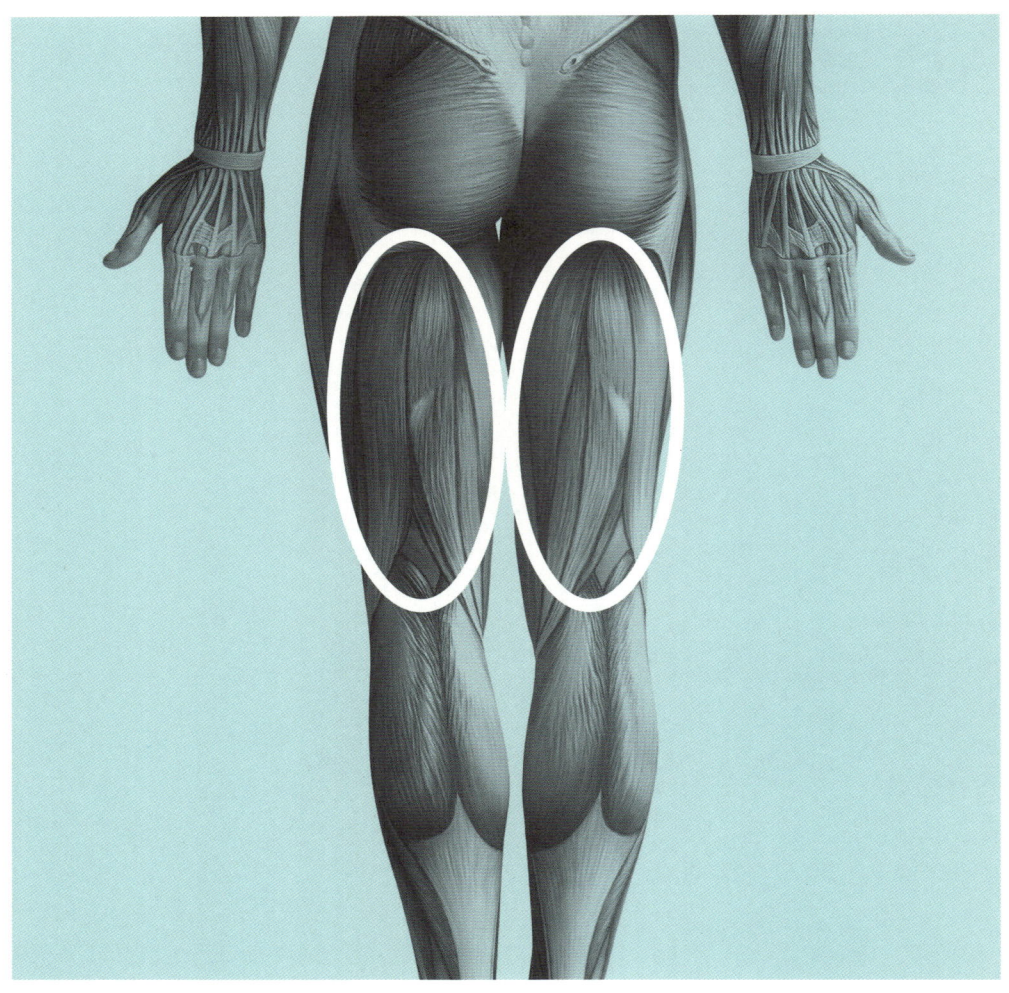

before taping

허벅지 뒤쪽 근육을 흔히 햄스트링이라고 부른다. 이 근육은 발을 당기는 각도에 따라서 세 가지로 테스트할 수 있다. 엎드려서 누운 상태로 종아리를 90도로 들어올린다. 옆 사람이 발목을 잡고 바깥, 중간, 안쪽으로 다리를 당긴다. 각 방향마다 버티는 힘과 통증의 정도를 확인한다.

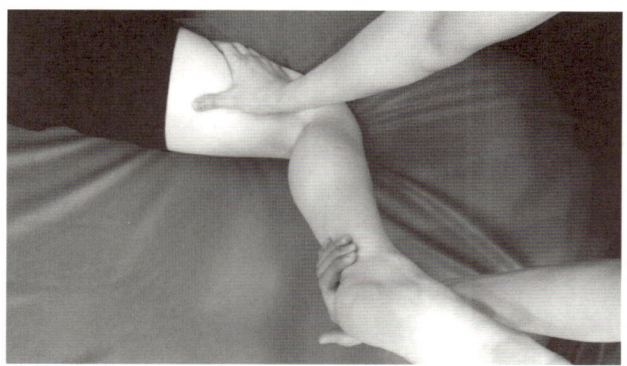

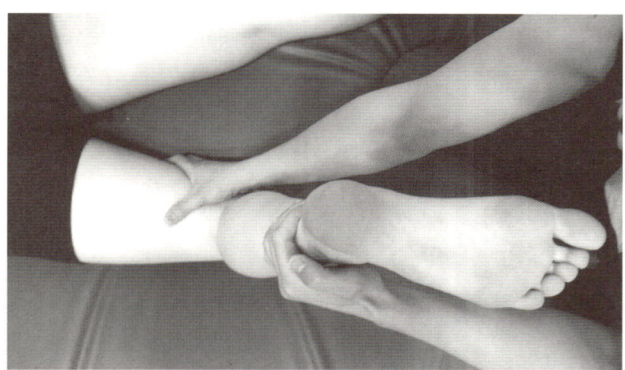

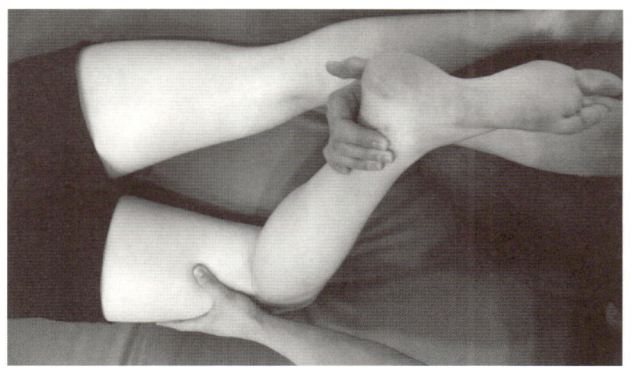

taping

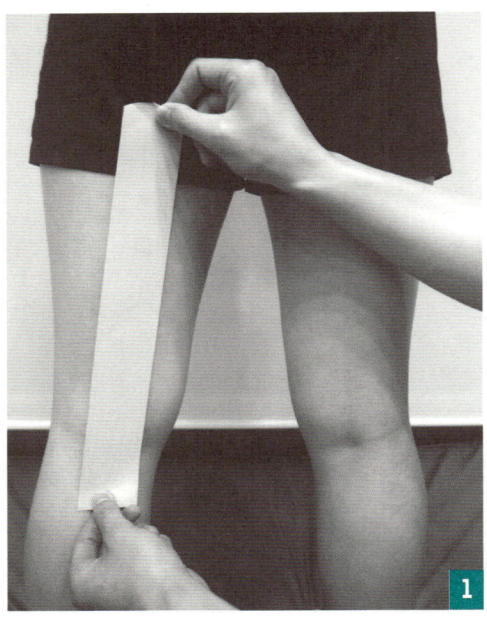

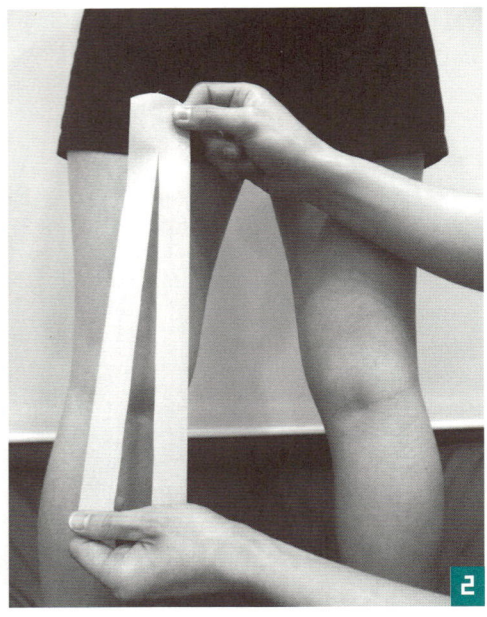

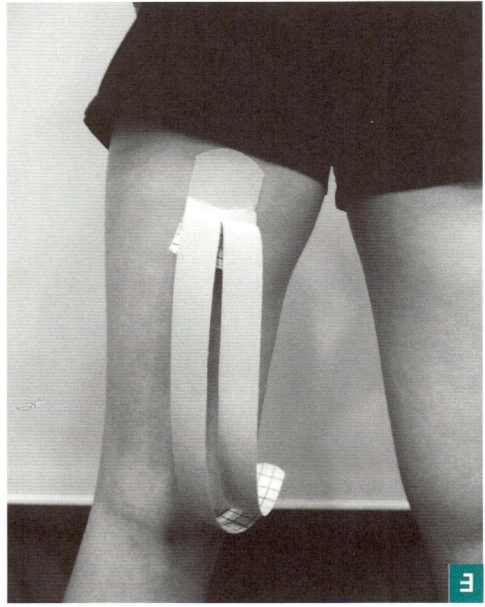

1
엉덩이 밑에서부터 무릎 아래까지 길이에 맞춰 테이프를 자른다. 허벅지 근육은 고관절과 무릎 두 관절을 지나간다. 그러나 테이프를 고관절 위까지 붙이면 피부가 접히는 부분이 있기 때문에 간지러울 수도 있고 붙이는 데도 문제가 발생하니 주의한다.

2
테이프를 Y자로 자른다.

3
테이프 앞쪽 5센티미터를 먼저 엉덩이 아래에 떨어지지 않도록 붙인다.

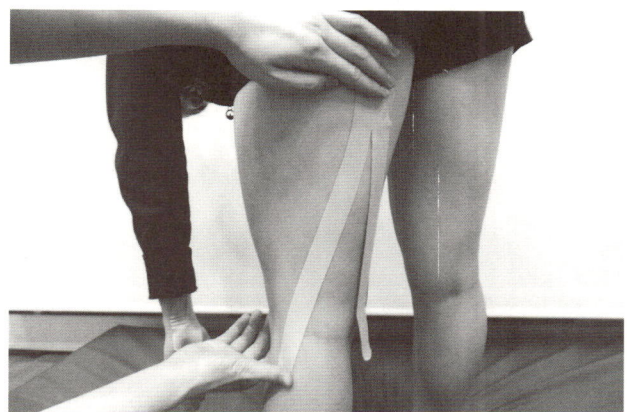

4
허리를 숙이고 Y자 중 한 갈래를 무릎 바깥쪽으로 붙인다. 이때 테이프를 너무 당겨서 붙이지 않도록 한다.

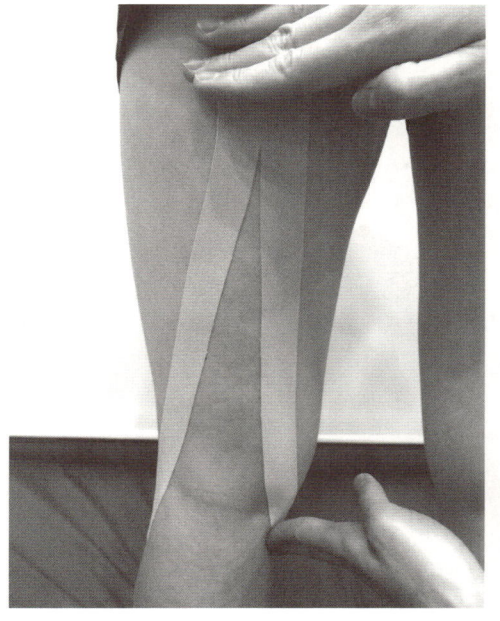

5
Y자 중 남은 한 갈래를 무릎 안쪽에 붙인다. 바깥쪽이든 안쪽이든 순서는 중요하지 않다.

6
테이프를 다 붙이기 전까지는 스트레칭을 유지할 수 있도록 상체를 앞으로 숙이고, 완성되면 일어나도록 한다.

after taping

테이핑 후 근력의 강도와 통증의 차이를 비교해본다. 운전을 오래하거나 책상 앞에 장시간 앉아 있는 사람이라면 남성이라도 여성보다 힘이 떨어질 수 있다. 햄스트링 힘이 약한 사람은 이 동작을 할 때 엉덩이가 볼록하게 움직이는 경우가 많다. 테이핑으로 이런 부분이 얼마나 개선되었는지 확인한다.

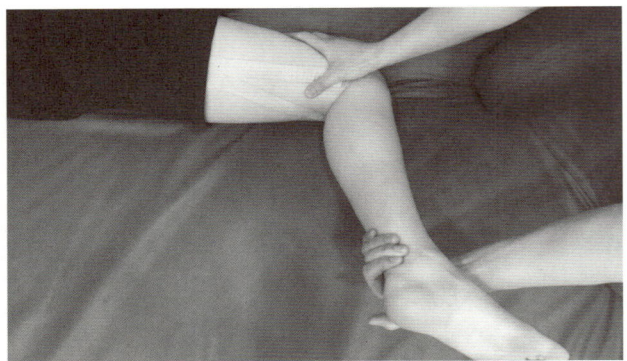

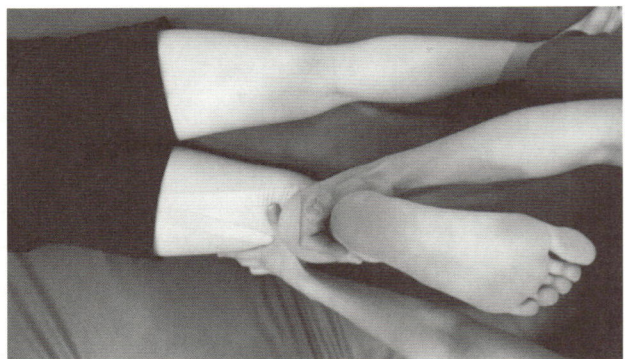

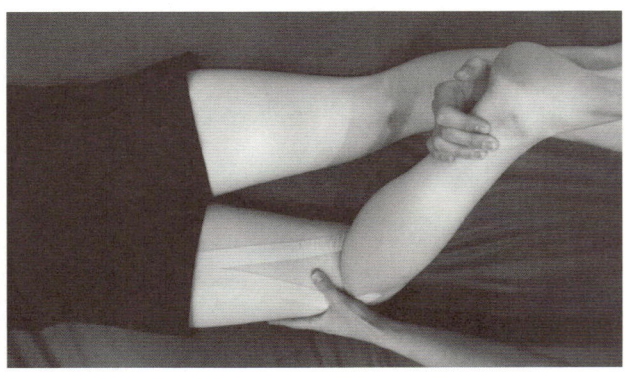

평발의 원인이 되는 발목 근육

발목에 위치한 비골근에 만성적인 손상이 오면 발목 기능이 불안정해지며 발목에 버릇처럼 염좌(흔히 '삐었다'고 표현하는 증상)가 오거나 골반이 바깥쪽으로 틀어지는 원인이 된다. 반대로 이 근육이 너무 강해지면 발바닥이 '무너지는' 형태가 되는데, 일명 평발이다. 유도 선수에게 자주 발생하지만 요즘은 아이들에게도 쉽게 찾을 수 있다.

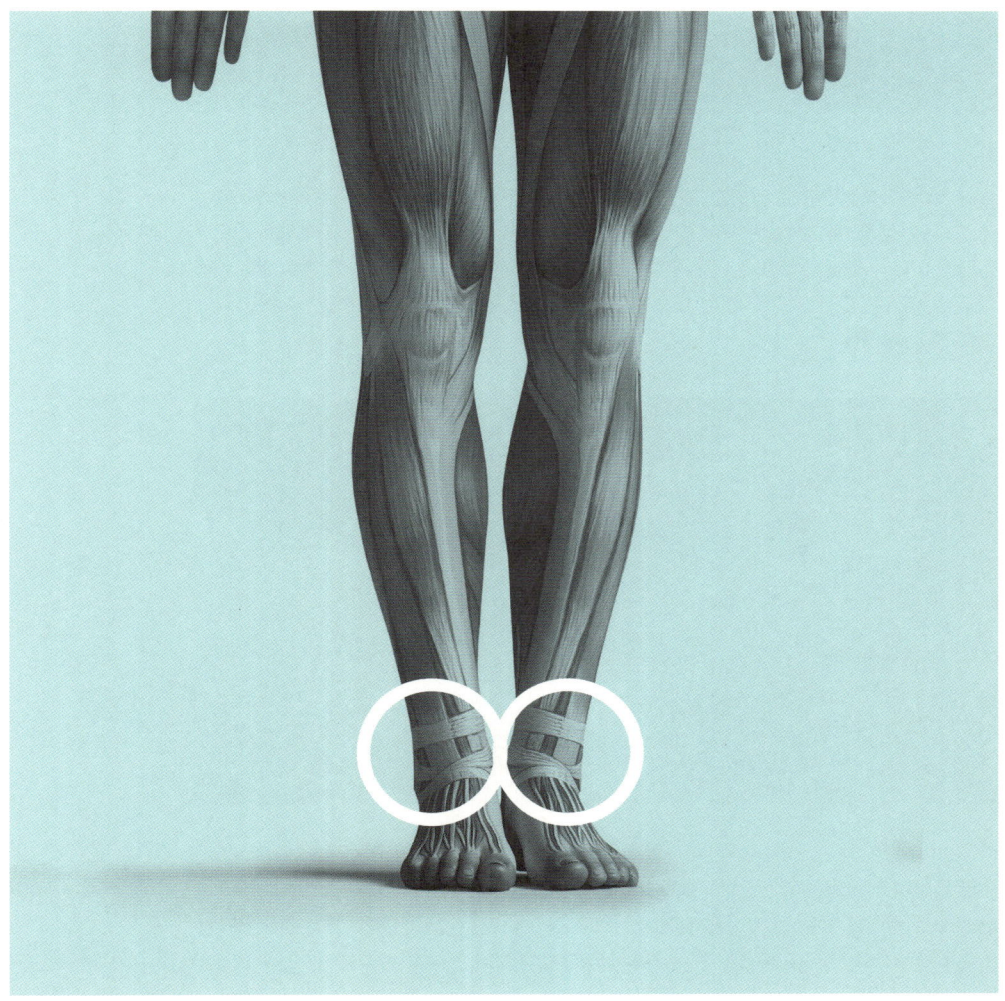

before taping

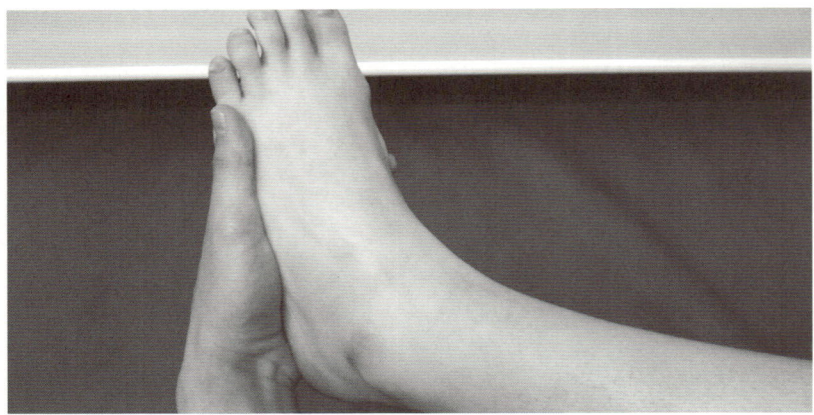

1

소위 '발목을 접질렸다'고 말하는 경우를 정확히 구분하자면 세 가지 상황으로 나눌 수 있는데, 그중 가장 쉽게 발생하는 문제가 비골근에서 발생한다. 이 근육이 빠르고 과하게 스트레칭되는 상태가 바로 발목을 접질린 것이다. 스트레칭을 할 때는 발목을 안쪽 방향으로 서서히 굽혀 무리가 가지 않도록 한다. 혹시 발목에 문제가 있는 사람은 더욱 천천히 조심스럽게 스트레칭해야 한다.

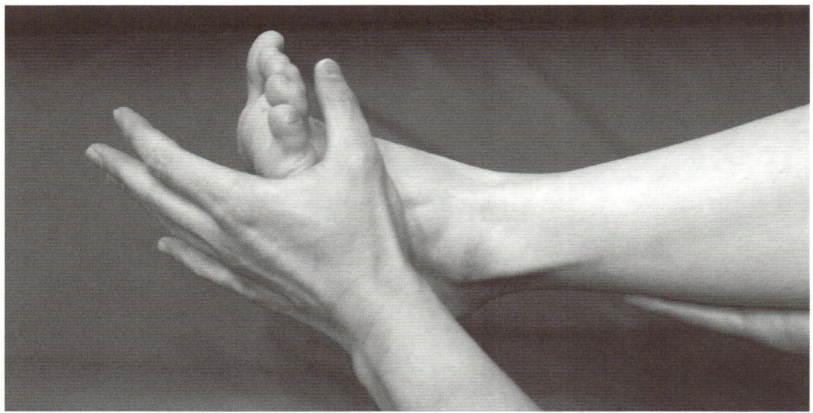

2

수영 방법의 하나인 평영을 할 때 발차기를 하듯이 발날을 바깥쪽을 당겨서 버틴다. 옆 사람은 손으로 다리와 발을 잡고 발을 원래 모양으로 돌려놓으려는 듯이 힘을 준다. 이때 버티는 근력을 측정한다. 발목에 통증이 있는 경우에는 무리가 되지 않도록 매우 조심스럽게 테스트해야 한다.

taping

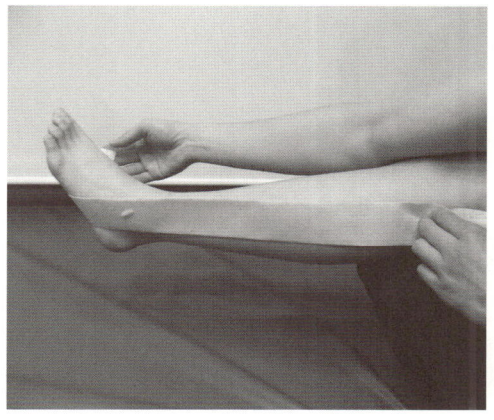

1
엄지발가락 쪽의 발바닥에서 시작해 무릎 옆에 튀어나온 뼈(비골두)까지의 길이를 잰다.

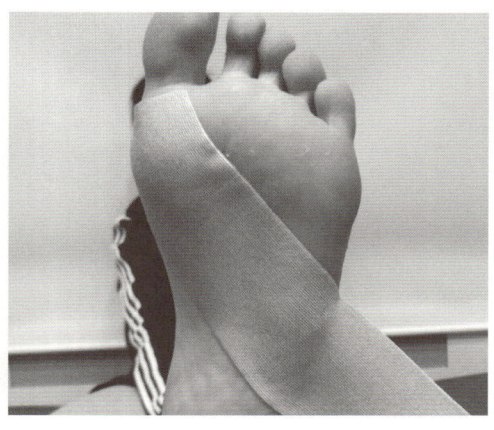

2
엄지발가락 밑 부분부터 발날 중간을 거쳐 발뒤꿈치 쪽으로 테이핑한다. 각도를 잘 맞추어 붙이려면 테이핑하기 전에 위치를 잘 살펴봐야 한다.

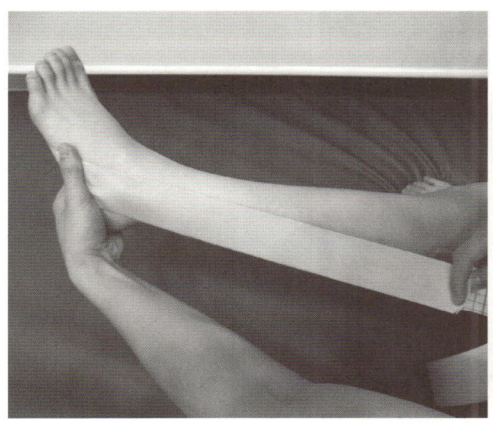

3
발목을 스트레칭하고 테이프가 복사뼈 중심에서 뒤쪽으로 지나도록 테이프를 붙인다.

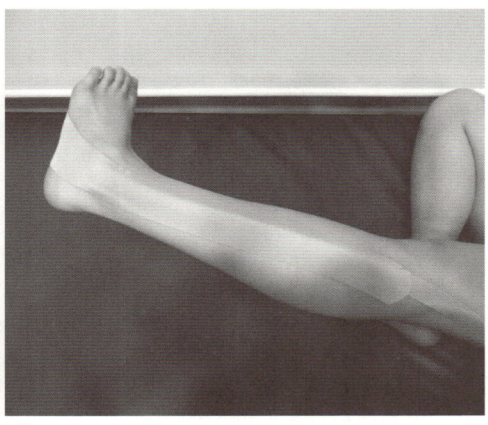

4
테이프의 끝부분이 무릎 옆 튀어나온 뼈(비골두)에 닿을 때까지 발목을 스트레칭 상태로 유지하고 있도록 한다.

after taping

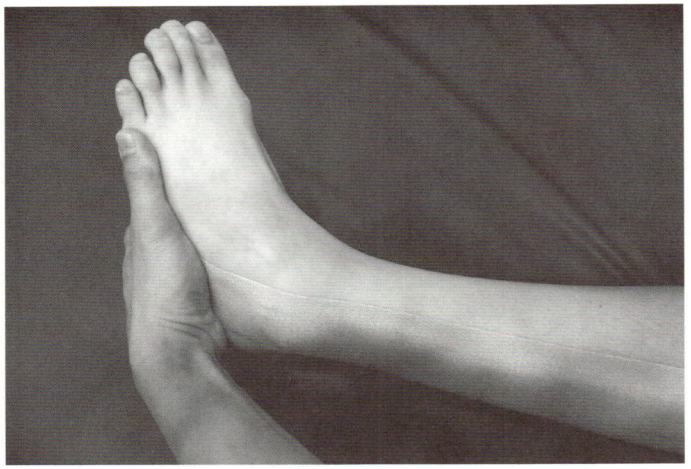

1
복사뼈와 발바닥 사이를 늘려서 스트레칭한다. 통증의 정도와 유연성을 측정한다.

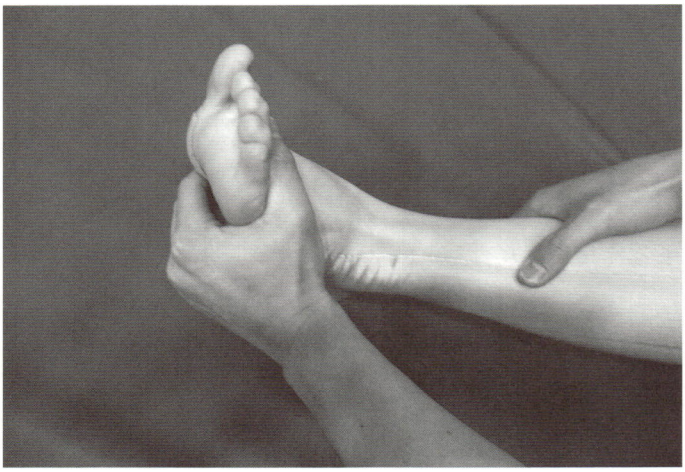

2
발날을 복사뼈 쪽으로 당긴 상태에서 버티며 힘을 준다. 다른 사람이 발목 힘의 강도를 체크한다.

제2의 심장 종아리 근육

종아리 근육은 제2의 심장이라고도 불린다. 하체에 있는 피를 다시 심장으로 보내는 역할을 하기 때문이다. 종아리 근육이 약화되어 있으면 피가 원활히 순환하지 못하며 심장에 무리가 가게 된다. 장시간 서있거나 굽 높은 신발을 자주 신으면 근육의 질이 나빠져 하지정맥류가 올 수 있다. 종아리는 허벅지와 발목을 연결하는 역할을 하고, 체중을 버티고 서 있을 때 이완성 수축력을 통해 전방과 후방으로 흔들리는 것을 조절한다. 종아리에 있는 비복근이 약해지면 가자미근과 후경골근에 과부하를 주어 발바닥 통증 및 발의 변형이 시작되기도 한다. 잠을 자다가 '쥐가 났다'고 할 때 흔히 지목되는 근육이다.

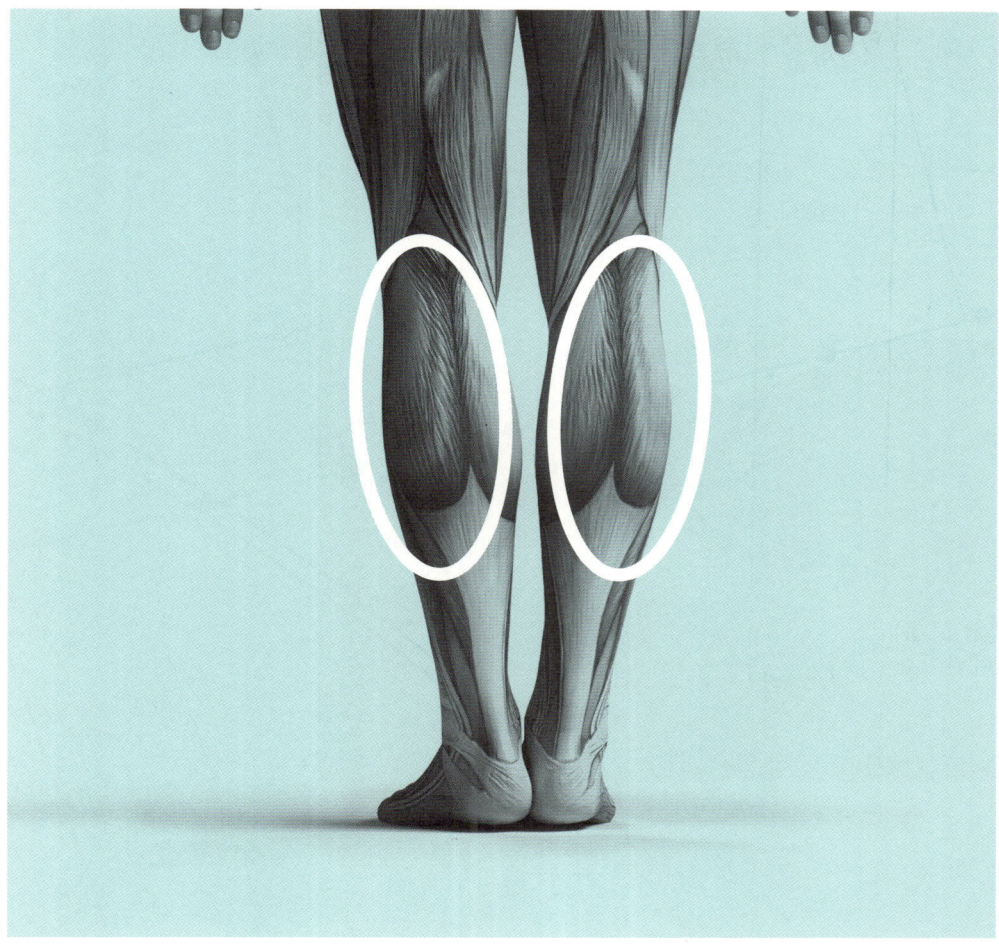

before taping

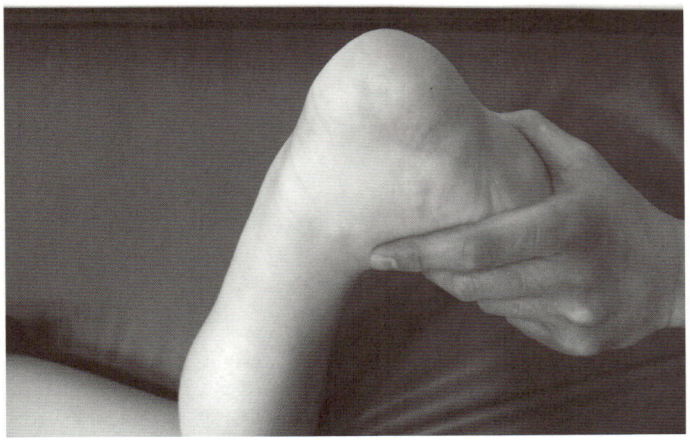

1
발바닥을 앞으로 밀어서 아킬레스건이 늘어나게 한다. 아킬레스건이 굳어 있으면 잘 늘어나지 않는다.

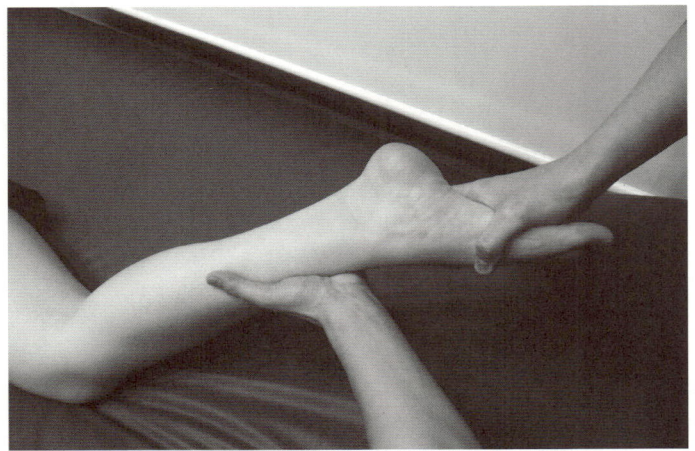

2
발바닥을 위로 올리고 버틴다. 옆 사람이 밑으로 누르며 힘을 측정한다.

taping

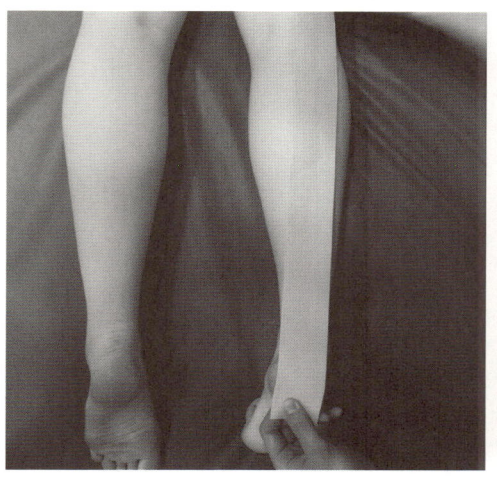

1
발뒤꿈치부터 무릎보다 조금 위까지 길이를 재고 테이프를 자른다. Y자형으로 만든다.

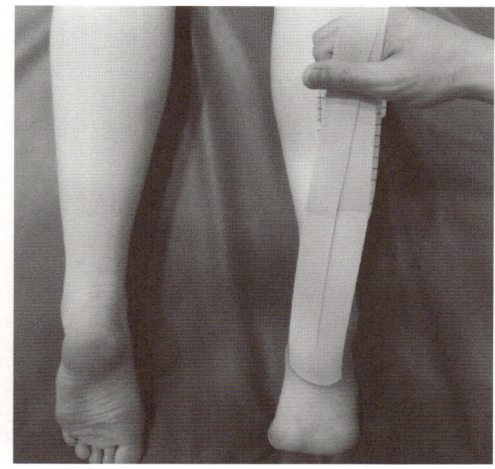

2
시작 지점 5센티미터는 발바닥에 붙인다.

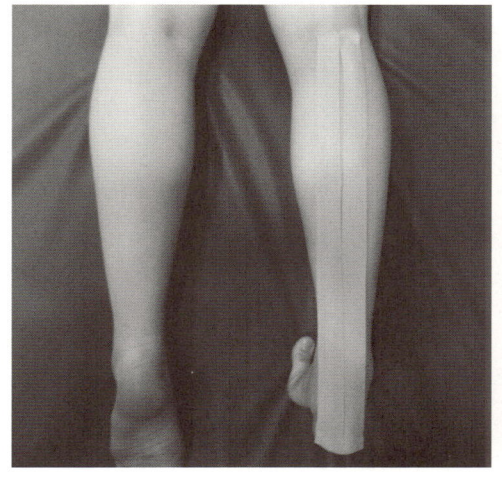

3
편리하게 붙이기 위해서 우선 테이프를 종이에서 뗀다. 끝까지 죽 떼어버리면 테이프끼리 달라붙을 수 있으니 테이프 마지막 지점을 피부에 임시로 살짝 부착해둔다.

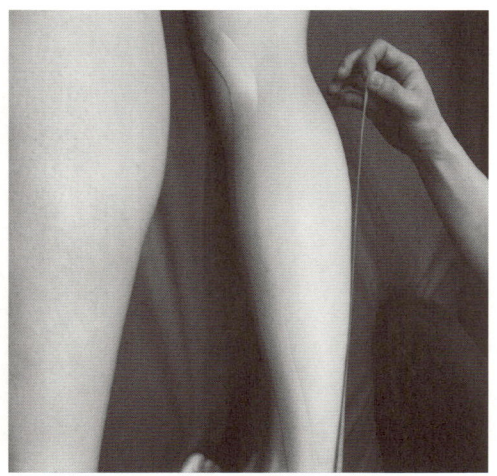

4
스트레칭을 유지한 상태에서 아킬레스건을 타고 올라가다가 종아리 근육 부분에서 두 갈래로 나눈다. 마지막 부분은 무릎 양쪽 바깥에 붙이면 된다.

after taping

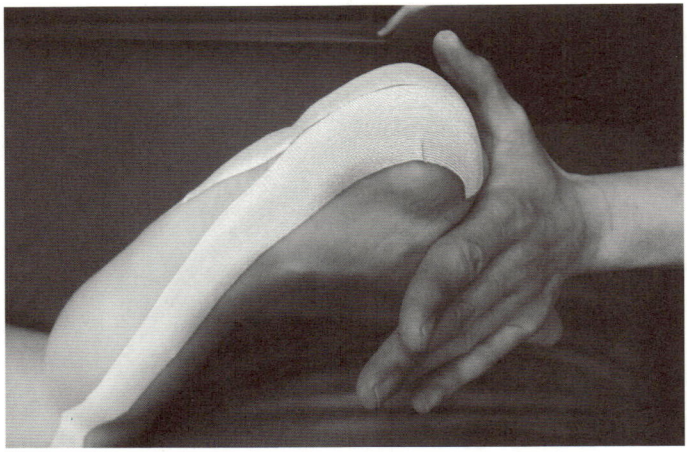

1
테이핑을 마친 후에 다시 아킬레스건의 스트레칭 정도를 알아본다.

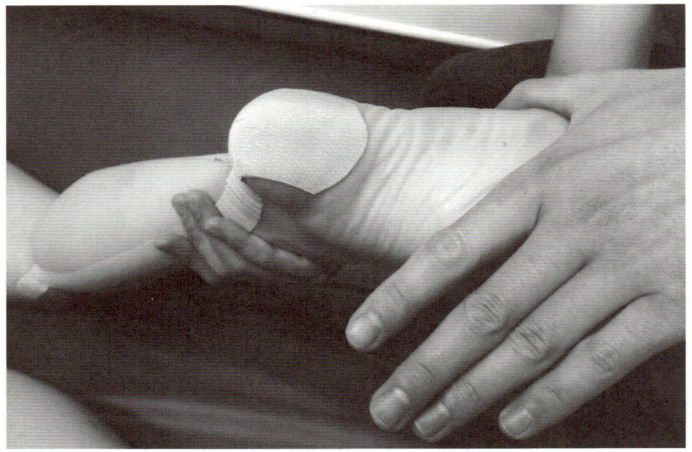

2
발바닥을 위로 하고 버틴다. 옆 사람이 손으로 발을 밀어 힘을 측정한다.

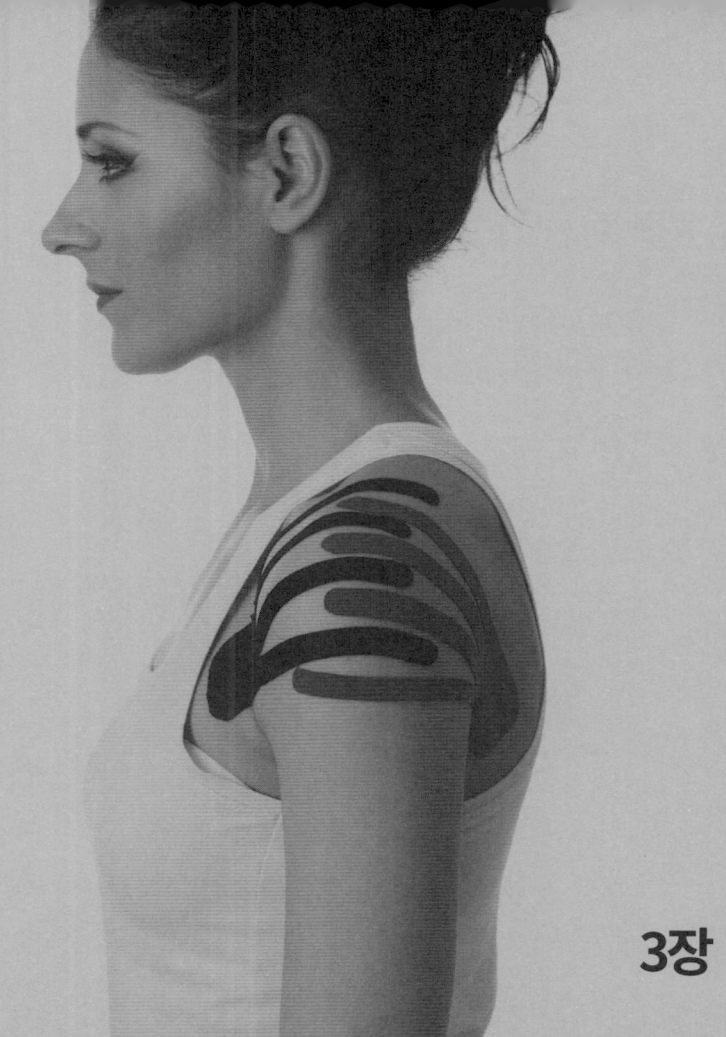

3장

상황으로 찾아서 바로 따라하는 테이핑

1 어깨 위에 앉은 곰 세 마리

이럴 때 특히!
· 사무직에 종사하며 컴퓨터를 많이 쓴다.
· 스마트폰을 오래 사용해서 자세가 바르지 못하다.
· 거북목이나 일자목 때문에 고민이다.

현대인이 통증을 자주 느끼는 신체 부위 중 하나가 바로 목과 어깨다. 특히 컴퓨터와 스마트폰을 자주 사용하는 20~30대 직장인이 거북목 증후군 등으로 불편함을 호소하는 경우가 많다. 목이 앞으로 쭉 나온 자세가 마치 거북이 같이 보인다고 해서 이름 붙은 이 증후군은 목 관절은 물론 호흡에도 영향을 줄 수 있다.

테이핑 방법을 배우기 위해 찾아왔던 한 여성도 항상 뻐근한 목과 어깨로 인해 고민이 많았다. 일을 하고 있으면 언제나 머리가 무겁고 어깨 위에 곰을 세 마리 올려놓은 것만 같다고 했다. 이런 저런 방법을 찾다가 선반을 하나 만들어 그 위에 컴퓨터를 올려놓고 서 있는 자세로 근무해보고 있으나 이 역시 만족스러운 답은 아니라고 했다. 이 여성은 자신을 "거북목이 아니라 돼지목이에요"라고 소개했는데 짧게 타고난 목에 나쁜 자세가 더해져 목이 사실상 없는 듯한 모습이었다. 목을 앞으로 숙여보라는 말에 "이게 정말 최선이에요"라며 목에 힘을 주었지만, 옆에서 보기에는 시선만 아래로 향했을 뿐이었다.

목 근육은 우리에게 굉장히 중요하다. 심장에서 나온 혈액이 뇌로 공급되는 통로가 목에 있다. 목 근육이 딱딱하게 굳으면 그 안에 있는 혈관이 좁아지게 되고 두통, 심하면 치매의 위험을 부른다. 목과 어깨를 테이핑하면 근육의 탄성을 높여 눌려 있던 혈관의 압력을 줄일 수 있다. 이 여성은 3~4회에 걸쳐 테이핑을 하니 목과 어깨의 유연성이 크게 증가하는 결과를 보였으며 일상생활 중에도 상체의 움직임이 가벼워졌다고 했다. 또한 혈액순환이 개선되며 얼굴 혈색이 밝아지는 현상을 경험해 크게 만족했다.

before taping

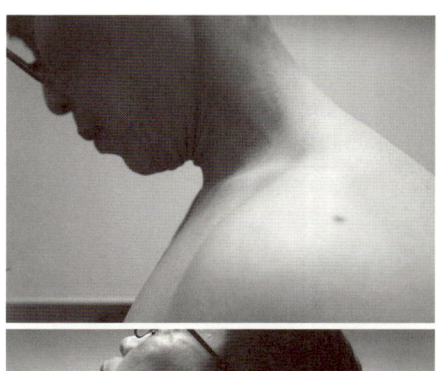

1
목을 전후 방향으로 스트레칭을 해보자. 허리를 펴고 턱을 앞으로 숙여서 얼마나 숙여지는지, 뒷목은 얼마나 당기는지 파악한다. 목을 뒤로 넘겼을 때 느껴지는 통증과 가동 범위도 잰다.

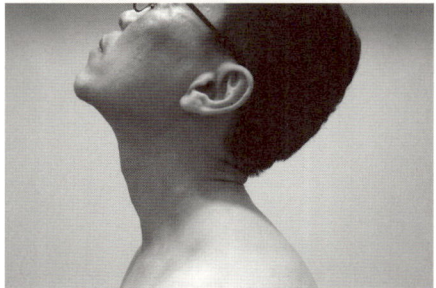

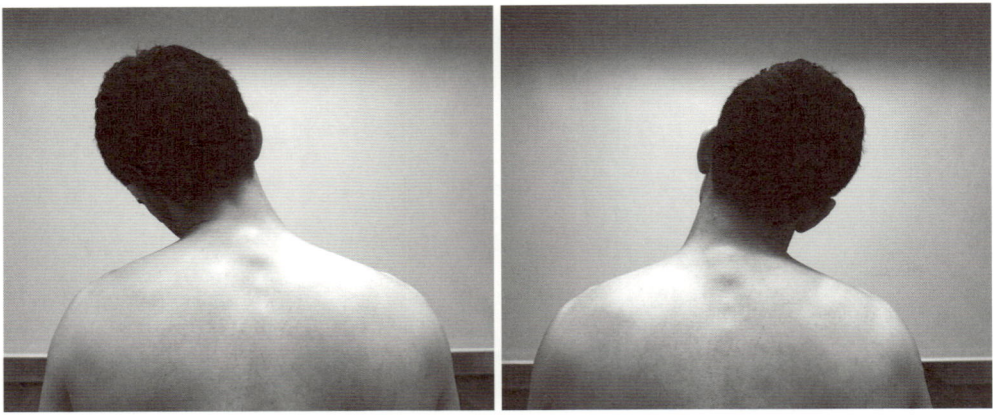

2
다음으로 좌우 방향 스트레칭을 해보자. 좌우의 당김과 통증을 파악한다.

taping — 목에서 견갑골까지

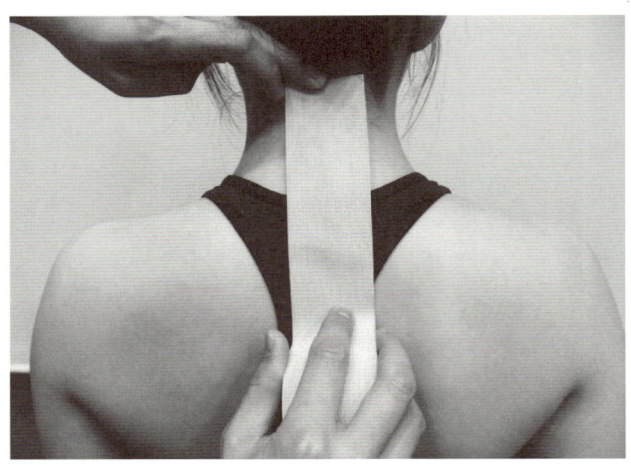

1
목 끝에서 견갑골 상단까지 길이에 맞춰 테이프를 자른다.

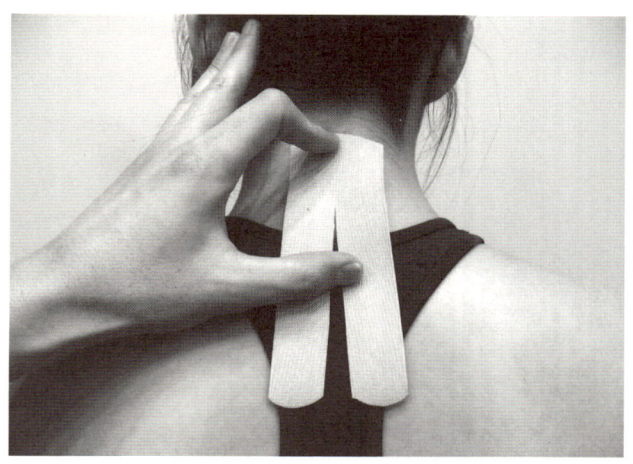

2

Y자로 자르고 처음 5센티미터를 윗부분에 붙인다.

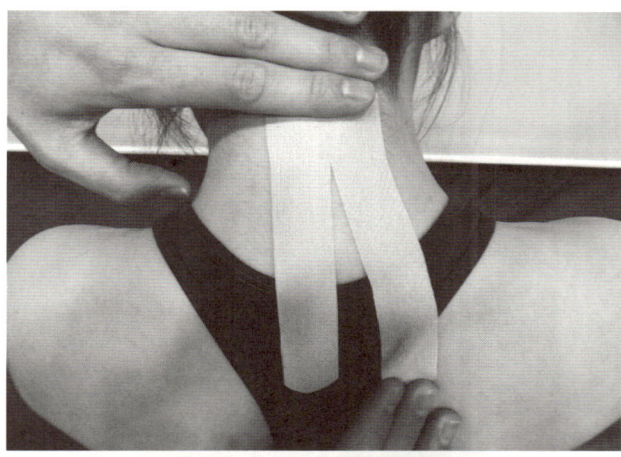

3

머리를 앞으로 숙이고 Y자의 양 갈래를 좌우로 붙인다. 이때 흉추 시작점(목을 숙였을 때 톡 튀어나오는 곳)에서 2센티미터 정도 벌리고 나서 다시 일자로 내려준다.

* 실제로는 옷이 아닌 피부 바로 위에 테이핑하도록 한다.

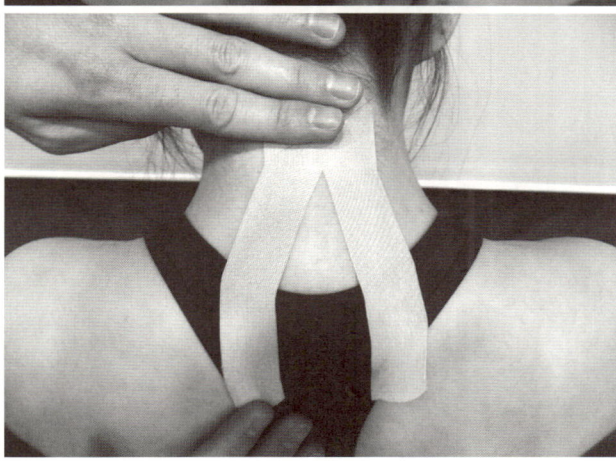

taping — 목에서 어깨까지

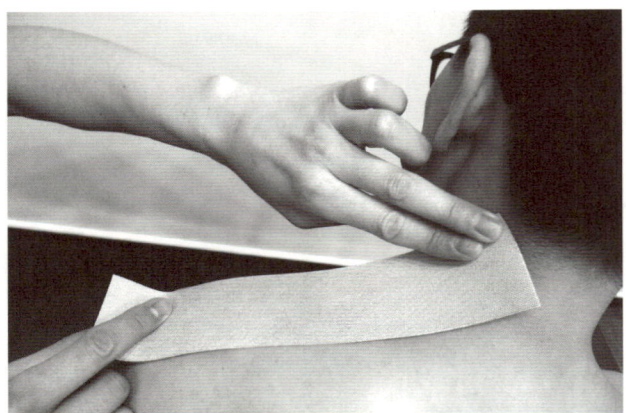

1
목 사이에서 어깨 마지막 부분(견봉)까지 길이에 맞춰 테이프를 자른다.

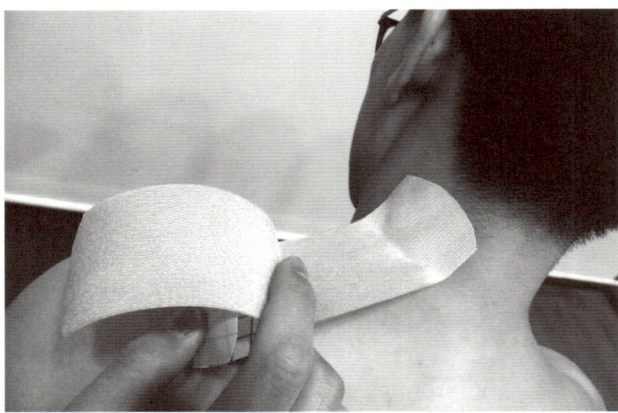

2
얼굴을 반대 방향으로 45도 돌린 상태에서 숙인 다음 테이프를 승모근 라인에 따라 붙인다. 이때 테이프를 승모근 앞쪽으로 붙이면 간지러울 수 있으니 주의한다.

after taping

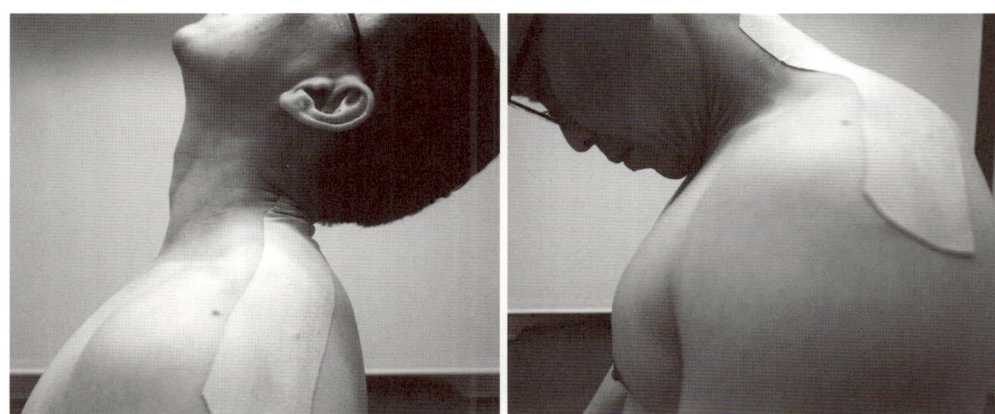

1
전후 방향으로 스트레칭하며 테이핑 전과 가동 범위 및 통증 변화를 비교해본다.

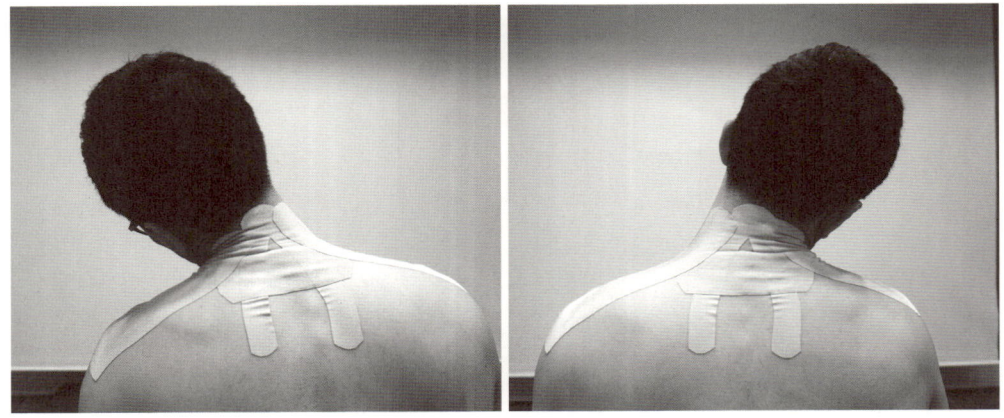

2
좌우로 스트레칭하며 목의 당김과 통증의 변화를 파악한다.

stretching & massage

목이 뻐근하거나 머리가 아플 때, 가슴이 답답할 때 따라하면 좋은 스트레칭을 소개한다. 두 사람이 함께 짝을 이뤄 실시해보자.

승모근 스트레칭

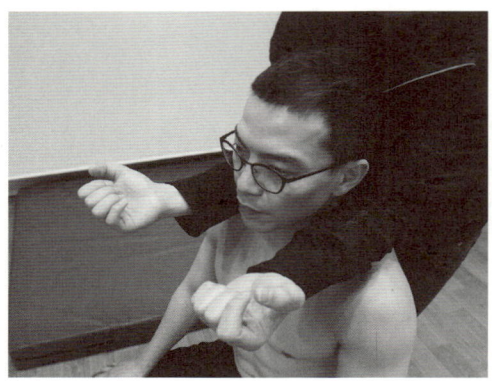

한 사람은 허리를 펴고 앉는다. 다른 사람이 뒤에서 팔꿈치 앞쪽 팔뚝으로 목과 승모근이 만나는 부분을 눌러준다. 이때 힘으로 누르는 것이 아니라 체중을 이용해서 지그시 누르도록 한다. 10~20초를 누르고 나서 어깨 바깥쪽으로 1~2센티미터 이동해 눌러준다.

가슴 근육(라운딩 숄드) 스트레칭

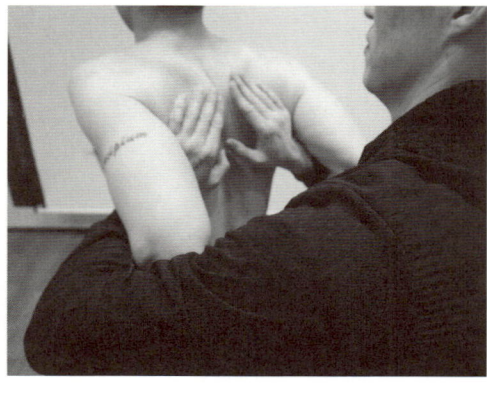 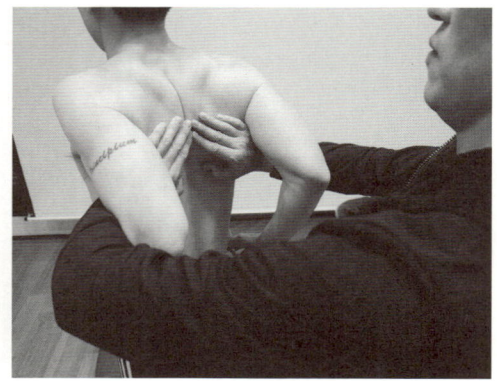

1
한 사람이 허리에 손을 얹고 선다. 다른 사람은 뒤에서 팔짱을 끼듯이 양손을 집어넣고 손바닥을 등에 댄다.

2
뒤에 선 사람이 팔을 곧게 펴서 '앞으로 나란히' 자세를 취한다. 이때 앞에 선 사람의 유연성에 맞춰 무리하지 않도록 한다.

2 살짝 숙였을 뿐인데 삐끗하다니

이럴 때 특히!
- 특별한 사고나 질병이 없었는데 허리가 아프다.
- 젊은 나이에도 허리와 다리가 불편해 꼼짝도 할 수 없다.
- 디스크가 아닌지 의심하고 있다.

　허리는 몸의 중심으로 상체와 하체를 이어주는 기둥이다. 요통의 원인은 나이나 무리한 운동이라고 추측하는 사람이 많은데, 그렇지 않다. 허리는 아주 작은 동작으로도 통증이라는 신호를 보낼 수 있으며 남녀노소 모두 '삐끗하는' 경험을 할 수 있다. 평소 잘 알고 지내던 젊은 사장님도 비슷한 사례였다. 어느 날 허리에 문제가 생겼다며 연락이 왔다. 심각한 요통으로 꼼짝도 할 수 없어 119 도움으로 대학병원을 찾았고, 수술을 고민하고 있는 상태였다. 왜 이렇게 되었는지 물었는데 '메뚜기를 잡다가 그랬어요'라는 대답이 돌아왔다.

　디스크라는 이름으로 더 익숙한 추간판은 척추 뼈와 뼈 사이에 위치한 탄력적인 받침대로 체중의 3~4배 하중에도 찢어지지 않는다. 그런데 왜 가벼운 활동에도 허리 통증이 생기는 것일까? 원인은 근막에서 찾아야 한다. 근막은 근육을 둘러싸고 있는 막으로, 이곳을 통해 여러 가지 순환 물질이 지나간다. 그런데 이 흐름이 막히거나 근막이 살짝이라도 찢어지면 통증이 생긴다. 순환에 문제가 생겼으니 빨리 손을 쓰라며 몸에서 신호를 보내는 것이다.

이 사장님도 이런 상황이 의심되었다. 그는 의사에게 수술을 권유받았지만 그전에 테이핑을 꼭 한 번 해보고 싶다고 했다. 너무 큰 기대를 하지 말고 시도만 해보자며 미리 당부해놓고 테이핑을 시작했다. 우선 몸을 얼마나 움직일 수 있는지를 통해 고관절 근육과 허벅지 근육 상태를 확인했다. 그리고 조심스럽게 테이핑했다. 그런데 꼼짝도 하지 못하던 사람이 조금씩 편하게 움직이는 것 아닌가. 결론적으로 보자면, 메뚜기를 잡기 위해 앉았다 일어나기를 반복하면서 골반 근육에 문제가 생겼고 근막에서 순환이 되지 않는 현상이 일어났지만 테이핑으로 이를 해결한 사례였다. 허리와 골반, 그리고 허벅지는 유기적으로 움직이기 때문에 허벅지에서 발생한 문제가 허리에 가짜 신경통을 유발할 수도 있다. 사장님은 수술 없이 며칠 만에 회복했으며 의사의 진단을 받고 퇴원했다.

before taping

우선 몸 상태를 파악한다. 움직임이 힘든 사람에게 테스트할 때는 조심해야 한다.

체크 포인트
- 어떤 동작을 할 때 아픈가?
- 움직일 수 있는 범위는 얼마나 되는가?
- 앉아 있다가 일어날 때 아픈가? 이때 통증의 강도를 0~10으로 나누어 체크한다. 0은 전혀 아프지 않은 상태고 10은 꼼짝도 하지 못할 상태라고 정한다.

1
다리를 모으고 무릎을 편 상태로 몸을 앞으로 숙여 손가락이 어디까지 내려가는지, 통증의 정도는 어떠한지를 확인한다.

2
의자에 앉았다가 일어서기를 해본다. 만약 앉았다가 일어섰을 때 아프다면 허리와 복부를 함께 테이핑해야 한다.

taping — 장요근

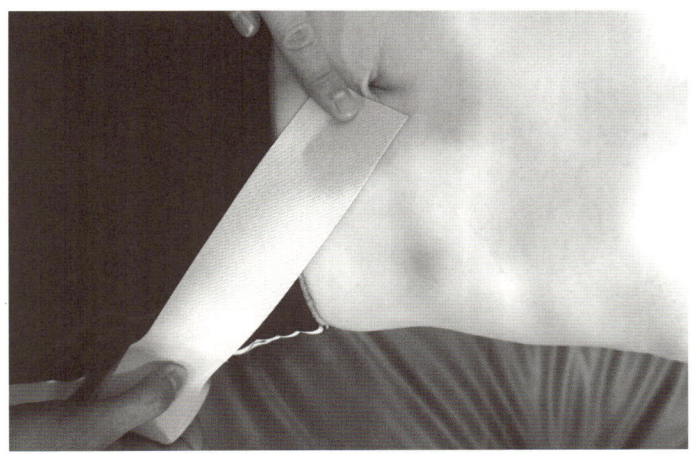

1
누워서 배꼽과 골반까지의 길이에 맞춰 테이프를 자른다.

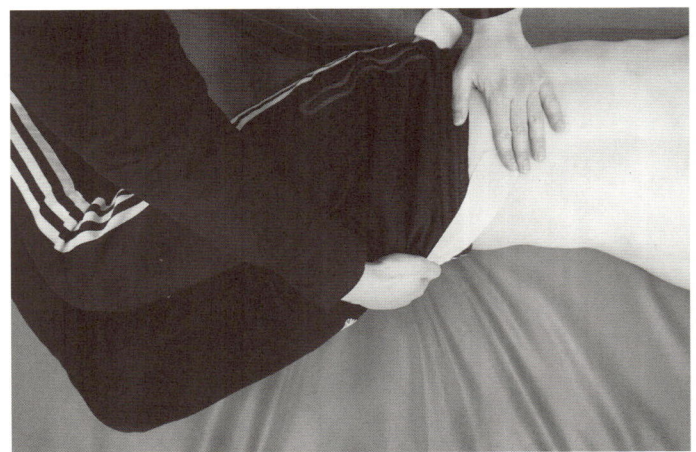

2
양 무릎을 세우고 한쪽으로 눕혀서 장요근을 스트레칭 상태로 만든다. 배꼽 바로 옆에서부터 골반까지 테이프를 붙인다.

taping — 척추기립근

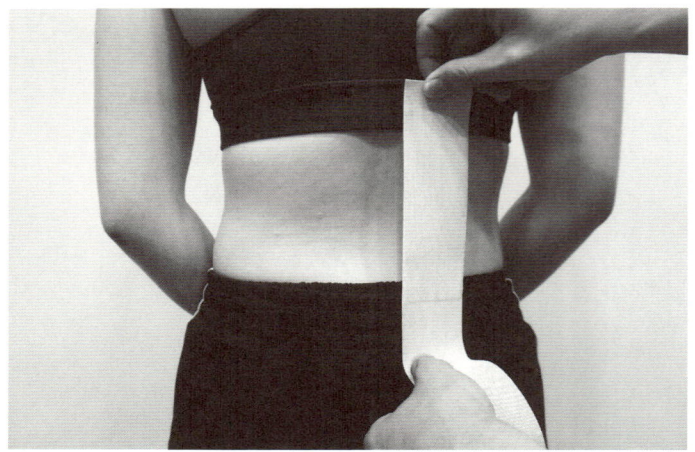

1
스트레칭을 하지 않은 상태로 허리띠 밑 부분에서 날개 뼈 밑까지 척추기립근의 길이에 맞춰 테이프를 자른다.

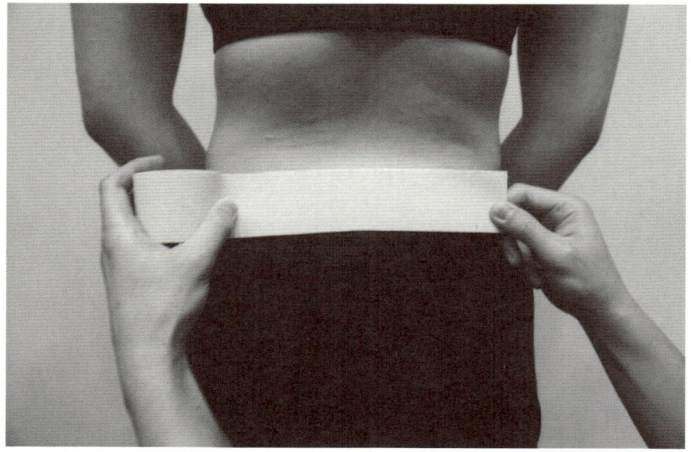

2
허리띠 라인보다 조금 윗부분을 기준으로 골반과 골반 사이의 길이를 잰다.

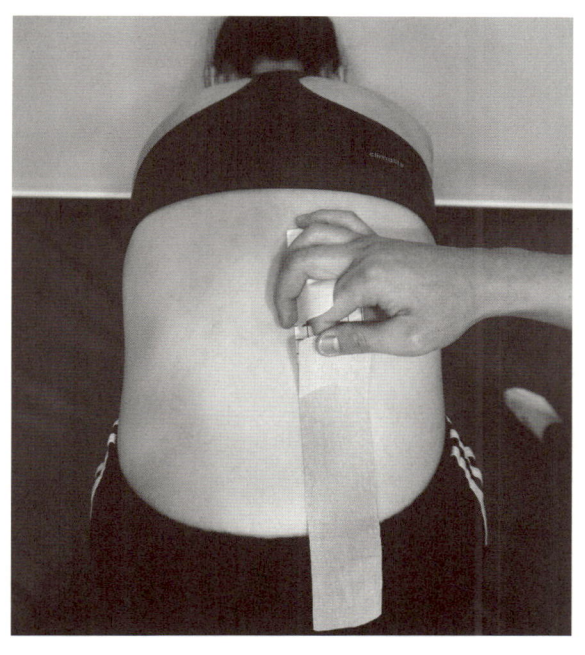

3
척추와 3센티미터 정도 옆으로 간격을 유지하며 허리띠 라인보다 조금 밑에서 견갑골 아래까지 테이핑한다. 먼저 처음 5센티미터는 당기지 않으며 떨어지지 않도록 잘 붙여야 한다. 중간 부분을 붙일 때는 상체를 숙여서 허리를 스트레칭한다. 허리가 스트레칭된 만큼 테이프도 살짝 당겨서 척추와 수평 하게 붙여나간다. 마지막 5센티미터는 역시 당기지 않고 붙인다.

* 허리가 너무 아파서 스트레칭을 할 수 없다면 테이프를 당기지 않고 그냥 올려놓는다는 느낌으로 붙인다.

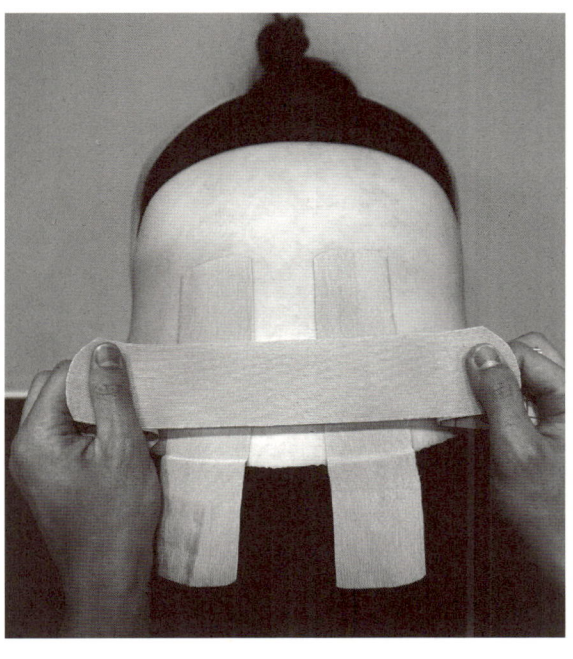

4
가로 테이핑 시에는 가운데 찢기 방법을 이용해서 찢고 척추의 중간과 테이프의 중간을 맞춘다. 골반뼈 사이에 붙이면 되지만 특히 아픈 곳이 있다면 그 위에 붙인다. 가로로 테이핑할 때에도 상체는 스트레칭한 상태에서 진행한다.

* 실제로는 옷이 아닌 피부 바로 위에 테이핑하도록 한다.

after taping

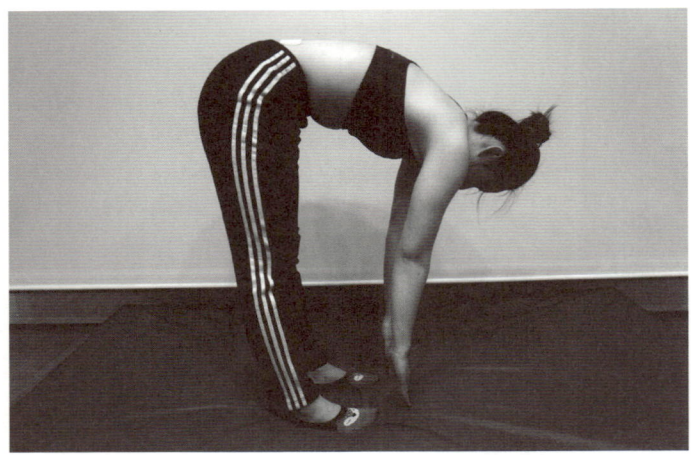

1
앞으로 숙일 때 통증의 강도를 체크한다.

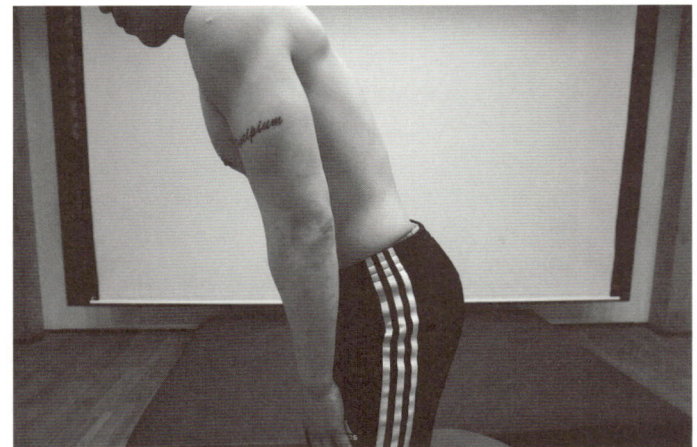

2
앉았다 일어날 때 통증의 강도를 체크한다. 허리가 잘 펴지지 않는다면 편함의 정도를 파악하는 것도 좋다.

3 나쁜 자세로 다리가 저려오면

이럴 때 특히!
· 직업이나 생활 습관으로 인해 구부정한 자세를 자주 취한다.
· 눕거나 일어설 때 동작이 느릿느릿하다.
· 만성적인 통증 때문에 트라우마가 생겼다.

앞의 사례처럼 허벅지나 골반에서 생긴 문제를 허리 때문이라고 오해하는 경우도 있지만, 실제로 디스크 때문에 요통을 호소하는 환자도 많이 있다. 허리를 굽히고 일하는 직업을 가진 경우에 더욱 그렇다. 하루는 전문 안마사를 만난 적이 있다. 그는 종일 허리를 숙이고 안마를 하다보니 허리 디스크가 튀어나와 꼼짝도 할 수 없는 상태가 되었고, 수술하기 전 마지막 방법이라 생각하며 테이핑을 알아보던 참이었다. 첫 만남에서는 간단히 몸 상태를 파악하고 테이핑을 했다. 허리 디스크가 있는 경우에는 다리가 곧잘 저린다. 그래서 골반부를 중심으로 테이핑을 하고 며칠 후 다시 만났다.

그런데 저리는 증상과 통증이 거의 다 사라졌는데도 움직임은 별로 개선되지 않았다. 잠시 고민해보니 원인은 트라우마였다. 디스크를 오래 겪은 사람이라면 몸을 쭉 펴거나 크게 움직였다가 '으악!' 하고 비명을 질렀던 경험이 있을 것이다. 이 안마사 역시 두려움에 자동적으로 몸을 조심하고 있었다. 평소 하기 힘들던 동작을 해도 이제는 그만큼 아프지 않다는 사실을 인지하는 것이 급선무였다.

그는 바닥에 누울 때 심한 통증을 느껴왔다. 그래서 뒤에서 보조할 테니 누웠다가 일어나는 동작을 반복해보라고 주문했다. 안심하고 더 과감하게 움직여보라는 말을 반복하자, 처음에는 겁이 나서 시도조차 못하던 동작을 조심스럽게 천천히 해볼 수 있었다. 그리고 막상 움직여보니 예상보다 몸이 가뿐하다는 것을 알아차렸다. 더 빠르게 움직이려다가 순간 멈칫하며 움츠러들었지만, 이내 머쓱해하며 "아프지 않네요"라고 말하는 그의 얼굴에 처음으로 미소가 피었다.

before taping

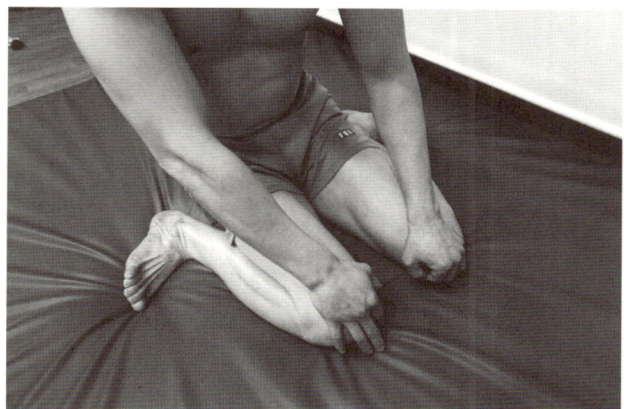

1
다리가 많이 저리는 사람은 W자 앉기를 해본다. 자세가 잘 안되거나 통증이 심하면 엉덩이 근육이 너무 짧게 굳어 있다고 보면 된다. 허리 중심에서 바깥쪽(요방형근)으로 근육이 굉장히 굳게 된다.

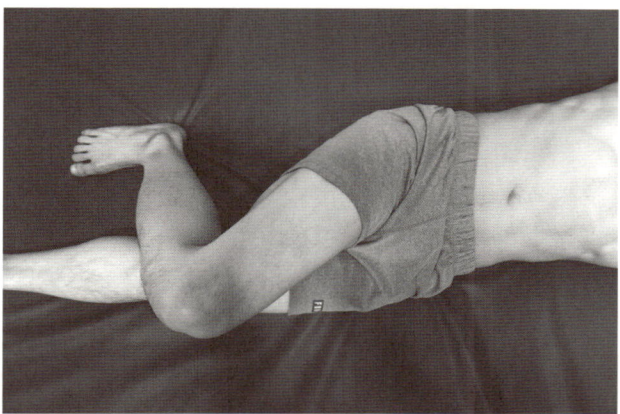

2
누워서 골반을 좌우로 들어본다. 근육이 굳어 있다면 굉장히 힘들고 통증이 있다.

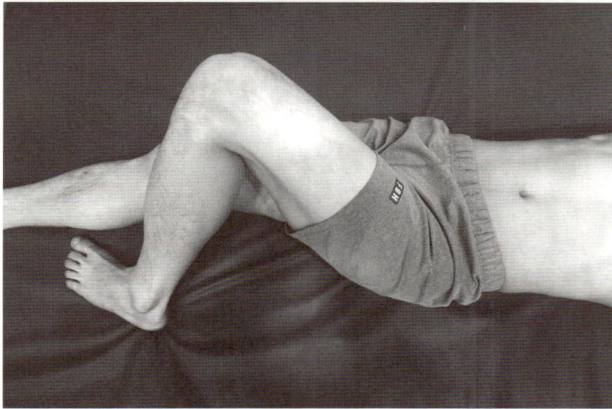

taping

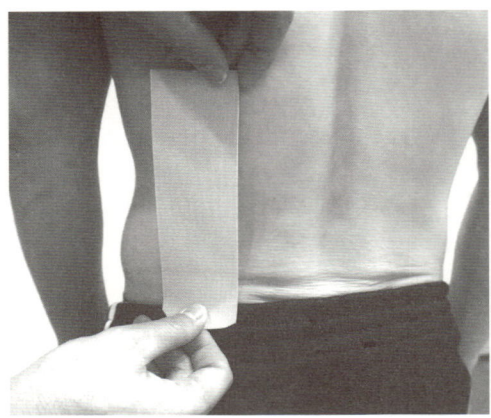 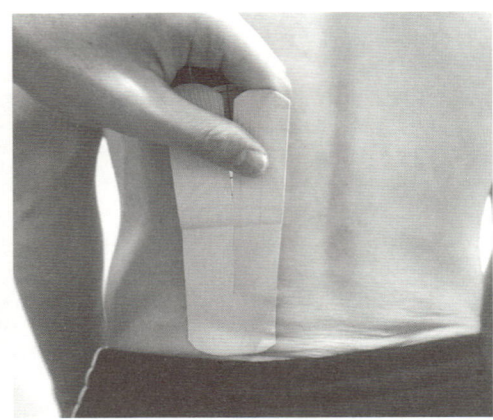

1
골반에서 갈비뼈까지 길이에 맞춰 테이프를 자르고 Y자로 나눈다.

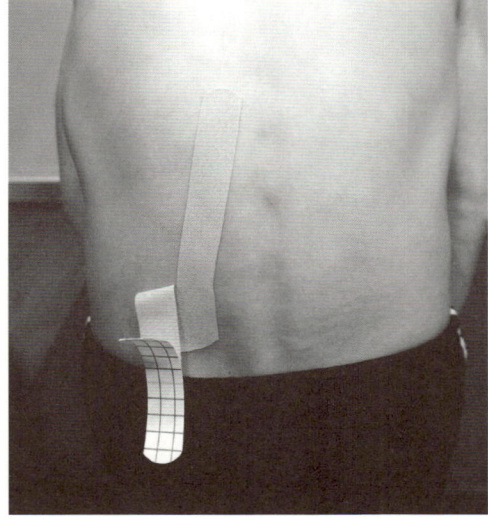 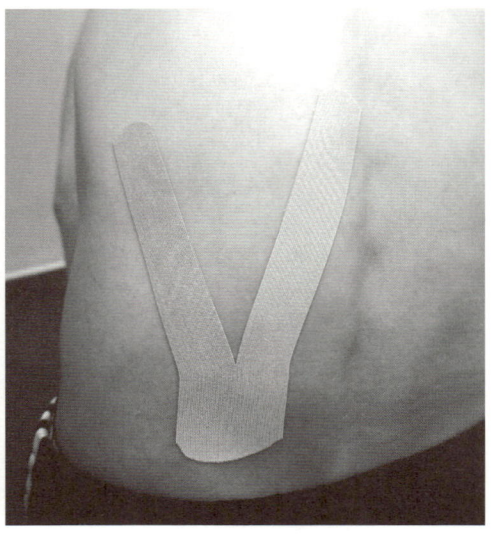

2
골반 부분을 붙이고 나서 허리를 앞으로 숙이고 척추 쪽을 붙인다.

3
허리를 앞으로 숙인 상태에서 몸을 옆으로 스트레칭하고 바깥쪽을 붙인다.

after taping

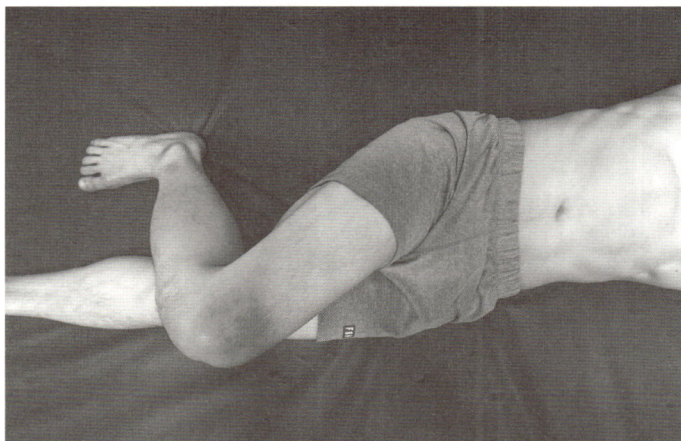

누워서 골반을 좌우로 한쪽씩 들어본다.

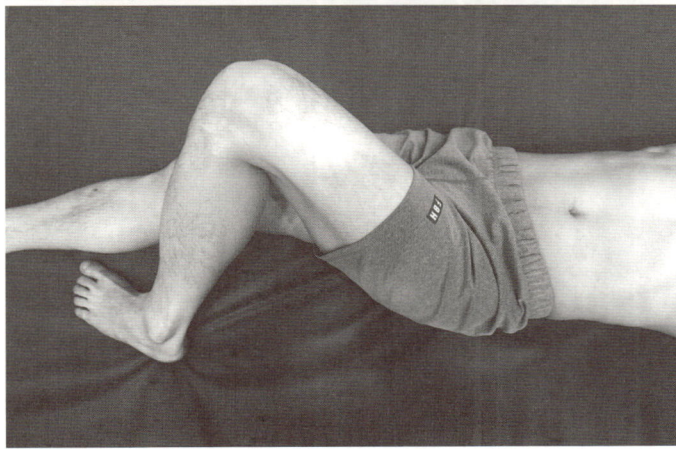

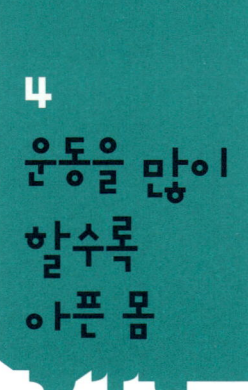

4 운동을 많이 할수록 아픈 몸

이럴 때 특히!
- 근육을 오랫동안 단련해왔다.
- 코어 근육이 발달한 편이다.
- 좌골신경통이 느껴지지만 원인을 찾지 못했다.

　　운동을 많이 하면 몸이 건강해진다고 생각하는데, 반대의 경우도 있다. 태권도 수련관을 운영하는 어느 관장은 2~3년 전 스쿼트 운동을 하던 중 허리에서 '뚝' 하는 느낌을 받았고 그 후로 통증에 시달리고 있었다. 그는 다리까지 저리는 것으로 보아 자신이 디스크에 걸렸다고 추정하고 있었다. 만약 정말 디스크라면 디스크가 눌리는 현상이 사라질 때까지 다리가 저리는 증상은 사라지지 않을 것이다. 하지만 테이핑이나 트레이닝만으로 해결된다면 원인은 다른 곳, 즉 근육에 있었다는 점을 알 수 있다.

　　그에게는 의심해볼 만한 특징이 있었다. 바로 운동을 많이 하는 사람이라는 점이다. 운동을 직업으로 삼거나 오랫동안 해온 사람은 허벅지나 관절 안에 있는 코어 근육이 많이 굳어 있을 수 있다. 근육을 너무 많이 써서 근육이 강화되며 굳다가 적정선을 넘어서면 딱딱해지는 경우가 있다. 그럼 근육 속에 있는 혈관, 신경, 림프 등이 압박을 받으며 저리는 느낌이 들거나 혈액순환이 잘 되지 않아서 몸이 차가워지고 신체 기능이 떨어지기도 한다. 물론 실제로 디스크가 신경을 눌러서 좌골신경통이 오는 경우도 있지만, 이 관장의 경우에는 수십 년 동안 운동을 해왔기 때문에 단순히 근육이 눌러서 생긴 가짜 좌골신경통일 가능성이 컸다.

몇 가지 테스트 후 허벅지 뒤쪽에 있는 햄스트링과 엉덩이 부분에 테이핑했다. 단기간에 효과가 드러나지는 않았지만, 한 달 정도 꾸준히 하니 개선되는 것이 느껴졌다. 여러 해 동안 고생했던 문제가 한 달 만에 해결된 것이다. 이처럼 정말로 디스크가 문제인지, 혹은 근육이 문제인지 잘 구분하는 것은 무엇보다 중요하다.

before taping

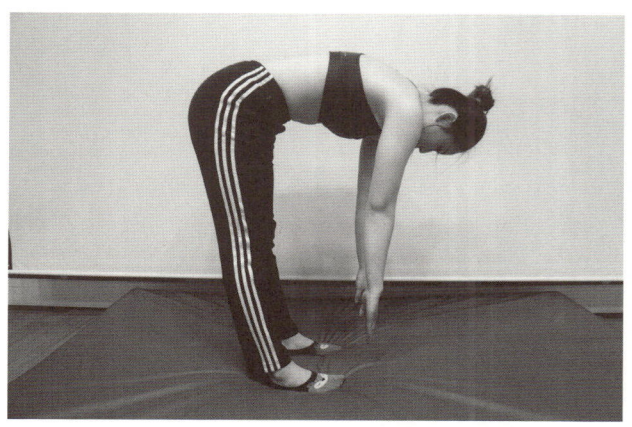

다리를 모으고 앞으로 숙인다. 이때 아픈 곳의 강도를 0~10까지로 체크한다. 이때 엉덩이와 허벅지 사이가 아픈 경우도 있다.

taping — 햄스트링

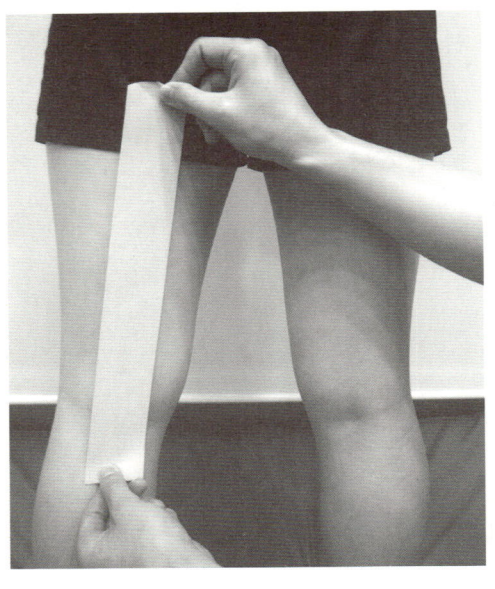

1
엉덩이 밑에서부터 무릎 아래까지 길이에 맞춰 테이프를 자르고 Y자로 만든다. 고관절 위까지 테이핑하면 피부가 접히는 부분이 있기 때문에 간지러울 수 있고 붙이는 데도 문제가 생기니 주의한다.

2
테이프 앞쪽 5센티미터를 먼저 엉덩이 아래에 떨어지지 않게 붙인다.

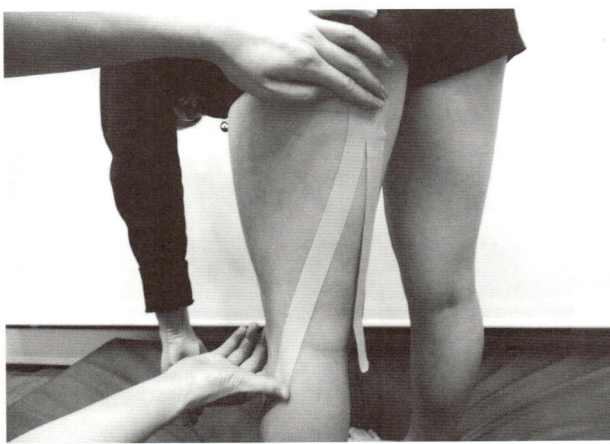

3
허리를 숙이고 Y자로 나뉜 테이프 중 한쪽을 무릎 바깥 방향으로 붙인다. 이때 테이프를 너무 당겨서 붙이지 않도록 주의한다.

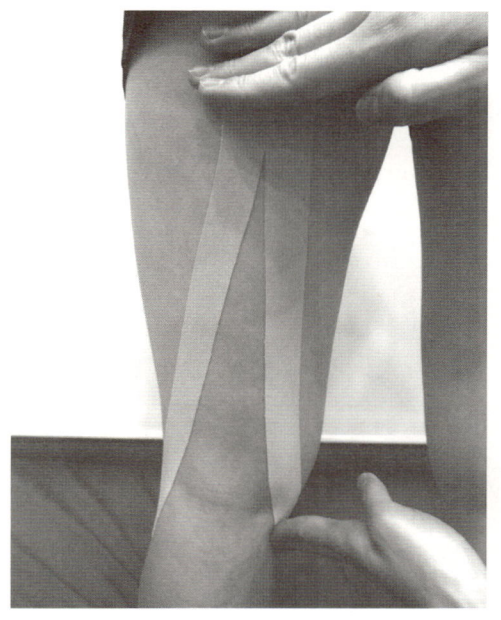 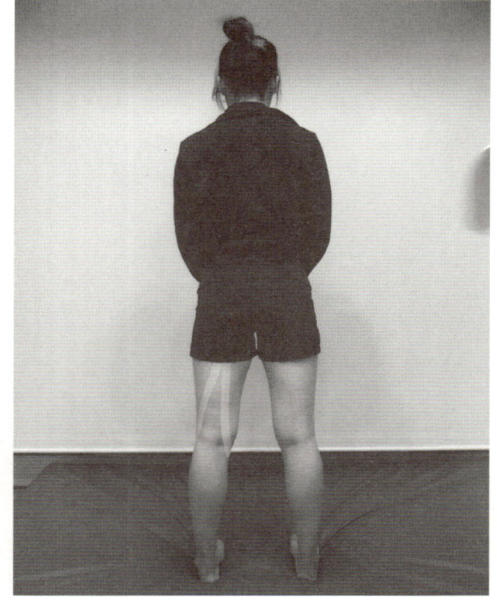

4
다음으로 남은 한쪽 테이프를 무릎 안 방향으로 붙인다. 무릎 안쪽과 바깥쪽 중 어느 곳을 먼저 붙이는지는 중요하지 않다.

5
테이프를 다 붙이기 전까지는 스트레칭 상태를 유지하기 위해 상체를 앞으로 숙이도록 하고, 완성되면 일어선다.

taping — 엉덩이

엉덩이 근육은 서 있을 때나 걸을 때 힘이 많이 들어가는 근육이다.

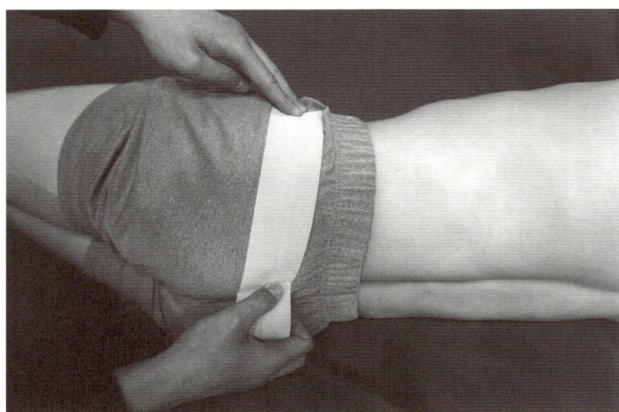

1
옆으로 누운 상태에서 골반부터 몸의 중심부까지 길이에 맞춰 테이프를 자르고 Y자로 만든다.

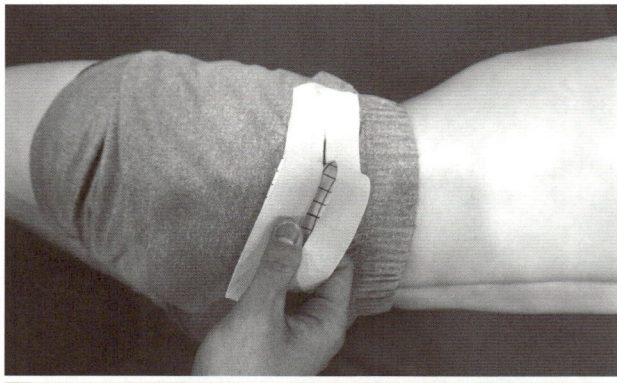

2
골반에 먼저 붙이고 전체 근육을 감싸듯이 테이핑한다.

after taping

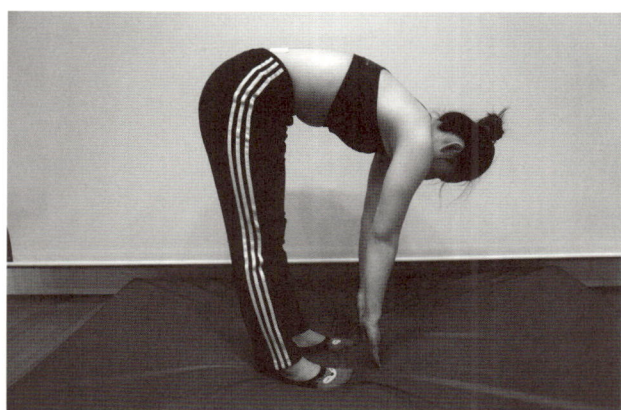

다리를 모으고 몸을 앞으로 숙이게 한다. 이때 통증을 0~10으로 체크한다.

5 하루 만에 경기 능력 높이기

> **이럴 때 특히!**
> · 중요한 대회나 시합을 앞두고 있다.
> · 약물에 의존하지 않고 신체 능력을 향상시키고 싶다.
> · 근력과 유연성이 모두 필요하다.

올림픽이나 프로 스포츠 경기를 보면 선수들이 몸에 테이프를 붙이고 나오는 모습이 자주 보인다. 테이프를 붙이면 근력과 유연성이 좋아지고 자연스럽게 운동 능력이 향상된다. 약물 없이 안전하게 도핑과 같은 효과를 접할 수 있는 것이다.

아마추어 주짓수 대회를 4주 앞둔 남성이 있었다. 그는 한 달간 수업을 들은 뒤 대회 당일에 온몸을 도배하듯 테이프로 감쌌다. 주변에서는 다치지 않는 정도만으로도 충분하다고 했지만 본인은 투지를 불태우고 있었다. 대회가 열리는 당일, 전화가 왔다. 1등을 했다는 소식이었다. 그는 테이핑 덕분이라며 아주 신나 있었다. 경기를 하다보면 자신과 상대가 모두 힘이 빠지는 순간이 오는데 테이핑의 효과로 다시 한 번 힘을 낼 수 있었다는 것이다. 그래서인지 그는 모든 경기를 역전승으로 이겼다고 했다.

실제로 테이핑을 하면 근력이 20~30퍼센트 가량 늘어나며 유연성도 매우 개선된다. 몸이 아파서 경기를 포기할까 고민하던 청소년 선수가 테이핑 후 출전해 2등을 거머쥐는 등, 중요한 순간에 테이핑으로 극적인 결과를 얻은 사례는 무수히 많다. 테이핑이 꼴등을 1등으로 만들어주지는 않는다. 하지만 1등과 2등은 종이 한 장 차이라고 할 만큼 아주 작은 격차에 의해서 갈라진다. 이 작은 격차를 메우는 것이 바로 테이핑이다.

before taping

주짓수처럼 손과 팔 근육을 많이 쓰는 경우에는 다음 테이핑이 큰 도움을 준다.

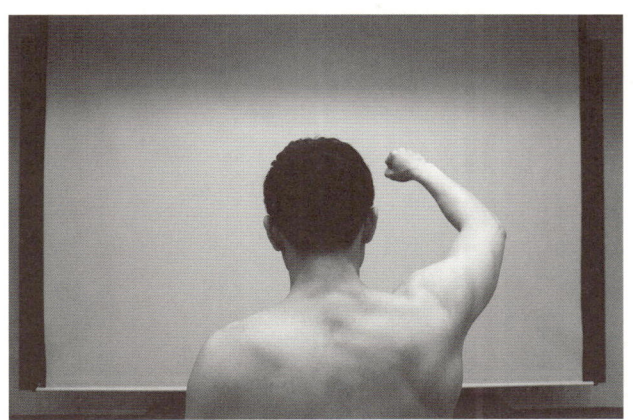

1
팔꿈치를 살짝 굽힌 상태로 팔을 45도 이상 들어올린다.

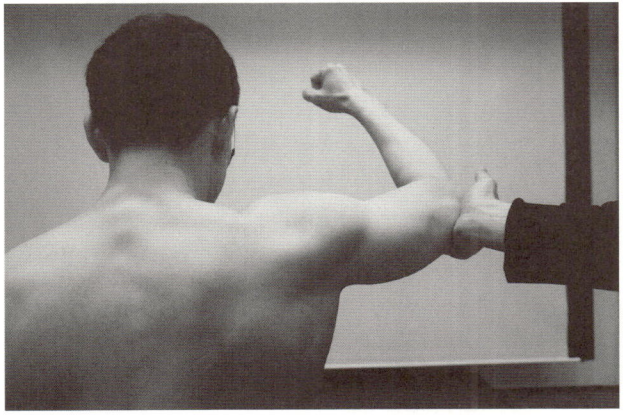

2
옆 사람이 팔꿈치를 45도 위로 밀면 이를 버티도록 한다. 버티는 힘을 측정하고 통증은 없는지 확인한다.

taping

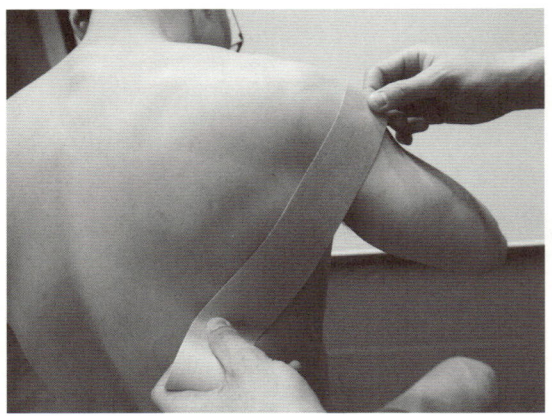

1
어깨 뒤쪽에서 견갑골 아래까지의 길이에 맞춰 테이프를 자른다.

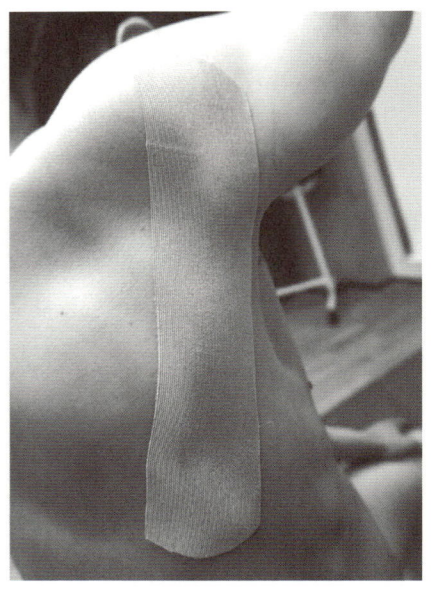

2
팔을 45도 이상 들어 올리고 테이프를 붙인다.

after taping

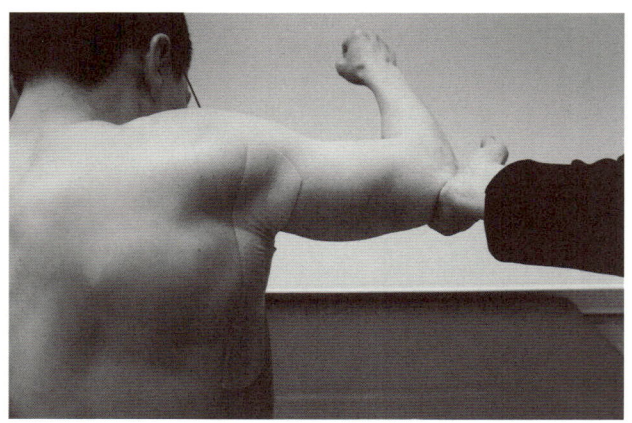

팔꿈치를 살짝 굽힌 상태로 팔을 45도 이상 들어올린다. 이번에도 옆 사람이 45도 위로 팔꿈치를 밀면 이에 대항해 버티도록 한다. 테이핑 전보다 힘이 얼마나 늘었는지 측정하고 통증의 강도를 확인한다.

6 좋아하던 등산을 포기해야 할까

이럴 때 특히!
· 무릎 관절이 조금씩 아프기 시작했다.
· 걷는 활동을 가능하면 피하고 있다.
· 극심한 통증으로 일상생활도 어렵다.

　오랫동안 취미로 산을 올랐는데 50대에 접어들며 무릎 통증으로 더 이상 등산을 할 수 없게 되었다는 사람이 많다. 테이핑 수업에서 만난 이 여성도 그런 상황이었다. 평소 등산을 무척 즐겨 주말마다 배낭을 메고 나갔고, 국내에서는 오르지 않은 산이 없다고 할 정도였다. 그런데 어느 순간 하산을 하려고 할 때마다 무릎이 아파오기 시작했다. 처음에는 가벼운 증상으로 여겼으나 점점 심해졌고 이제는 등산을 포기한 상태라고 했다. 그런 상태로 몇 년이 흐르는 동안 무릎은 나날이 악화되었고 이제는 무릎 보호대를 착용하지 않으면 5분도 걸을 수 없어 일상생활마저 힘들다고 털어놓았다.
　무릎은 적절한 테이핑으로 즉각적인 효과를 볼 수 있는 곳 중 하나다. 너무 빠른 효과에 일시적인 것이 아닌지 묻기도 하지만, 테이핑은 순간적 효과는 물론 장기적 효과까지 가져올 수 있는 방법이다. 무릎 통증이 심한 사람은 걷는 양을 차츰 줄이게 된다. 그럼 걷기에 필수적인 허벅지 근력이 약해진다. 그리고 허벅지 기능이 떨어지기 시작하면 허벅지가 받아야 할 체중이 무릎으로 전달되어 무릎이 더욱 악화되는 악순환이 찾아온다. 하지만 테이핑으로 무릎 통증을 경감시키면 그만큼 걷는 양을 늘릴 수 있다. 허벅지와 다리 근육이 발달하면 같은 무릎으로도 훨씬 쉽게 걸을 수 있다. 테이핑이 선순환을 부르는 것이다.

taping

무릎이 많이 상한 경우에는 테스트가 아예 불가능할 수도 있다. 그럴 때는 생활 속에서 어떤 동작을 했을 때 아픈지 떠올려본다. 만약 계단을 걸을 때 힘이 들고 통증이 느껴진다면 올라갈 때 그러한지, 내려갈 때 그러한지를 확인한다. 이런 통증의 정도를 0~10으로 파악한다.

taping

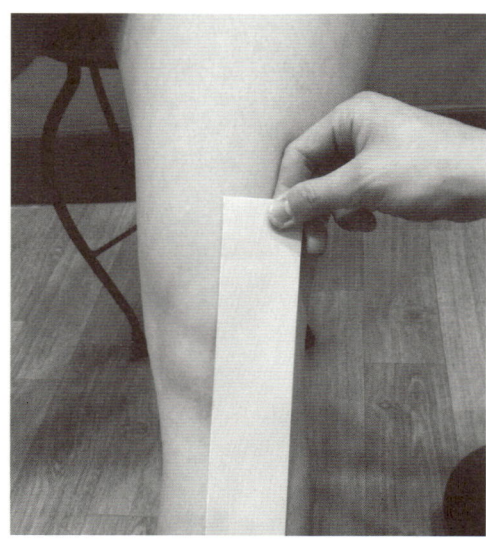

1
무릎 밑에 보면 살짝 튀어나온 부분(경골조면)이 있다. 그곳보다 5센티미터 아래에서 시작해서 무릎 위까지 길이에 맞춰 테이프를 자른다.

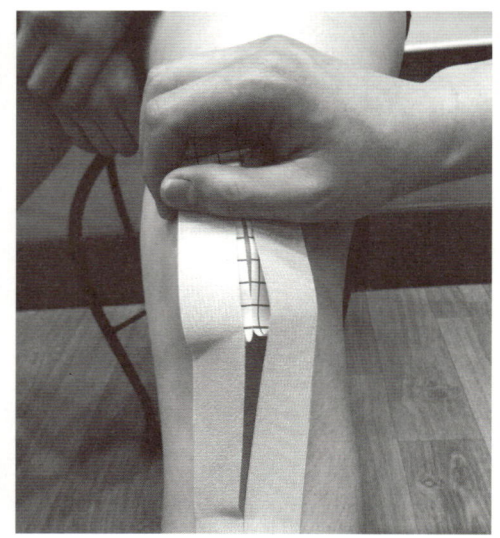

2
시작 지점에서부터 5센티미터를 먼저 붙인다.

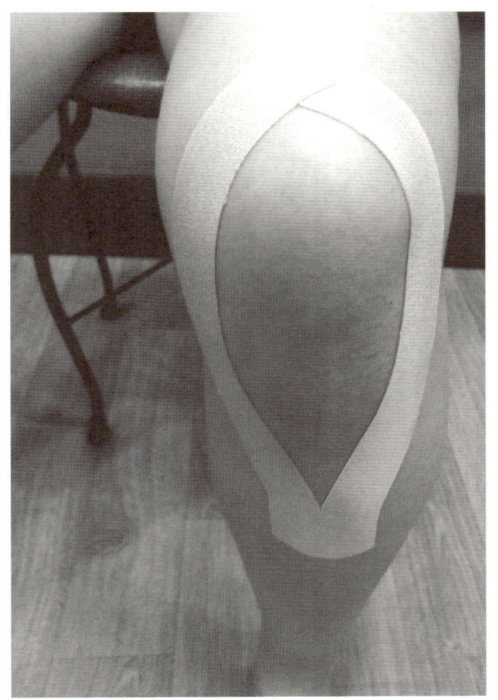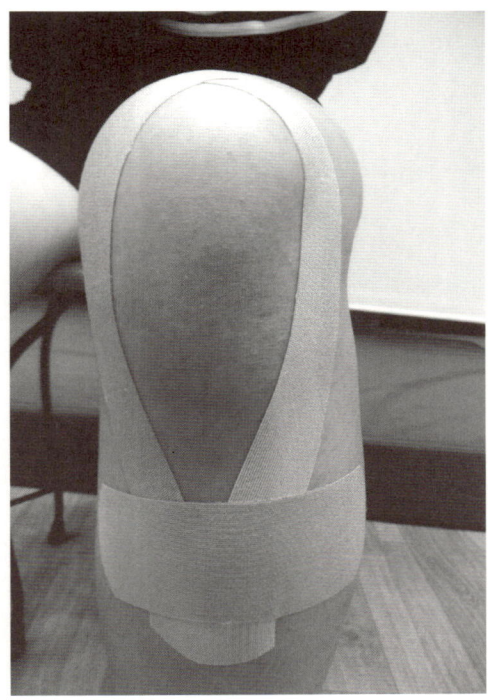

3
무릎을 90도 이상 구부리고 무릎을 감싸듯이 감는다.

4
무릎 밑에 살짝 튀어나온 곳(경면조면)에 가로로 보강 테이핑을 한다.

after taping

테이핑을 하기 전과 후의 통증 정도를 0~10으로 놓고 비교해본다.

7 항아리처럼 볼록한 허벅지

이럴 때 특히!
· 엉덩이 탄력이 떨어져 몸매가 고민이다.
· 날씬한 편인데도 허벅지에만 군살이 있다.
· 모델 같은 각선미를 가지고 싶다.

테이핑은 통증 치료와 근력 개선 외에도 많은 일을 할 수 있다. 바디라인을 날씬하게 잡아줘 다이어트를 한 것 같은 효과를 가져 오기도 한다. 요가 강사를 직업으로 둔 여성이 있었다. 하루 평균 6시간을 운동에 쏟고 있는 만큼 군살 없는 몸매를 보유했다. 그런데 특이하게도 다리 바깥쪽으로 항아리 모양의 살집이 잡혀 있었다. 보통은 하체 비만인 사람에게 많이 보이는 체형인데, 날씬한 요가 선생님에게 왜 이런 문제가 생겼는지 이해할 수 없었다.

그러던 중 오래 전에 '테이핑으로 다이어트 효과를 본다'고 얼핏 들었던 내용이 떠올랐다. 테이핑은 몸의 순환 작용을 돕는데, 살이 빠지지 않더라도 체형 변화를 도와 몸매를 바꿔줄 수 있다는 것이다. 이때부터 항아리형 허벅지에 대해 연구하기 시작했다. 이런 허벅지를 가진 체형은 엉덩이가 처졌다는 특징이 있었다. 이는 다시 말해 골반이 뒤로 빠졌다는 뜻이고, 그럼 고관절이 내회전하게 된다. 그러니 엉덩이 아래에 있어야 할 허벅지 살이 측면으로 이동하는 것이다. 우리 몸에는 반드시 필요한 근육들이 있다. 이 근육은 살이 빠져도 사라지지 않는다. 군살이 없는 날씬한 여성이라도 살이 아닌 근육이 허벅지 옆면에 남을 수 있다. 항아리형 허벅지를 해결하는 방법은 살을 빼는 것이 아니라 살을 재배치하는 것이라는 결론이 내려진다.

일주일 동안 테이핑에 들어갔다. 이전에 비해 운동 시간을 늘리거나 식단을 조절하지는 않았으며 주말을 제외하고 오로지 주중에만 테이핑을 했다. 더 빠른 효과를 위해 운동을 시작하기 전에 테이프를 붙여 운동 중 테이핑 상태를 유지했고, 다른 테이핑과는 달리 강력한 방법이기 때문에 한 번에 1시간 이상 부착하고 있지 않도록 주의했다. 일주일 후, 다리 라인이 몰라보게 달라져 있었다. 주위 친구들은 무슨 일이 있었냐며 난리였다는 말을 전해 들었다. 일명 '저주받은 허벅지'가 단순에 해결된 것이다.

before taping

허벅지가 유난히 항아리처럼 굵은 사람은 허리 라인이 일자로 떨어지고 허벅지 뒤쪽 근육이 많이 약해져 있는 경우가 많다. 허벅지 뒤쪽을 유연하게 만드는 것이 핵심이다.

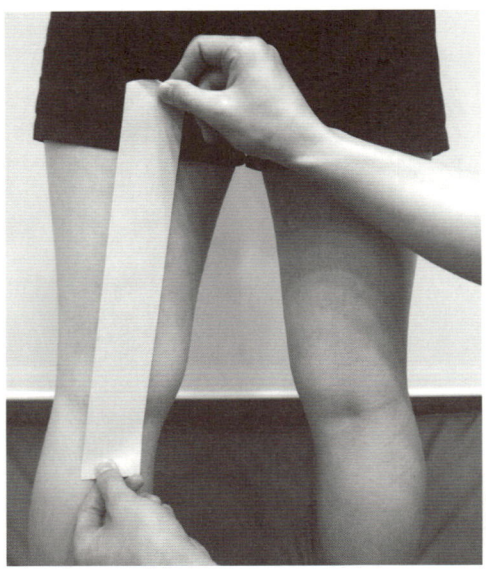

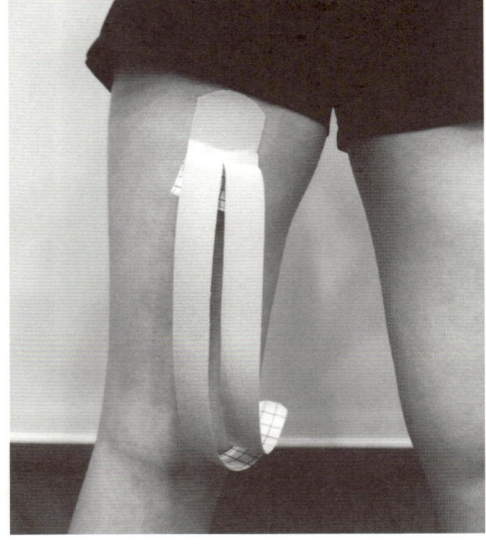

1
엉덩이 밑에서부터 무릎 아래까지 길이에 맞춰 테이프를 자른다. 허벅지 근육은 고관절과 무릎이라는 두 개의 관절을 지나간다. 그러나 테이프를 고관절 위까지 부착하면 접히는 부분이 있기 때문에 피부가 간지러울 수 있고 붙이기도 쉽지 않으니 주의한다. 길이에 맞춰 자른 테이프는 Y자로 만든다.

2
테이프 앞쪽 5센티미터를 먼저 엉덩이 아랫부분에 떨어지지 않게 붙인다. 테이프를 붙일 때 시작점을 허벅지 바깥쪽으로 향해주면 더욱 효과적이다.

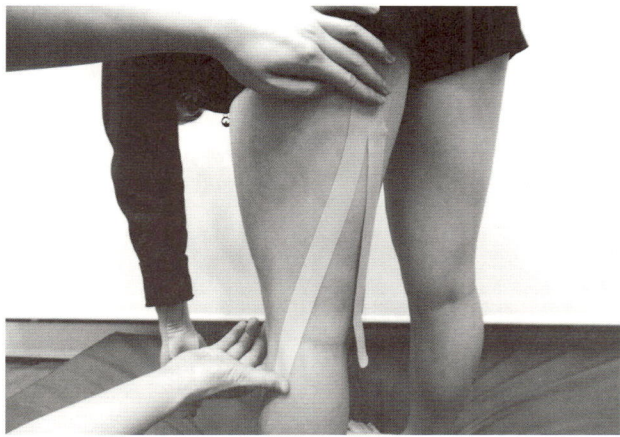

3
허리를 숙이고 한쪽 테이프를 떼서 무릎 바깥쪽으로 붙인다. 이때 테이프를 너무 당겨서 붙이지 않도록 한다.

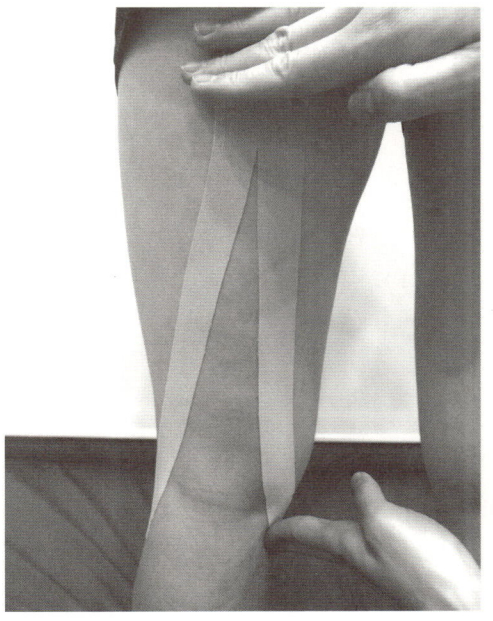

4
바깥쪽을 붙이고 나면 남은 테이프를 무릎 안쪽으로 붙인다. 바깥쪽이든 안쪽이든 순서는 중요하지 않다.

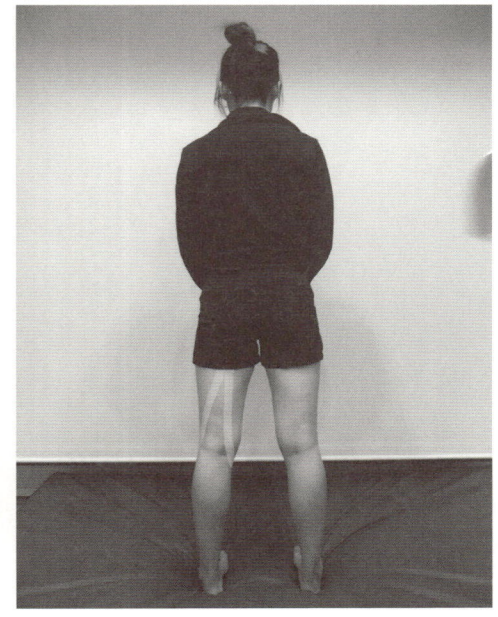

5
테이프를 모두 붙이기 전까지는 스트레칭 상태를 유지하기 위해 상체를 앞으로 숙이고 있도록 한다.

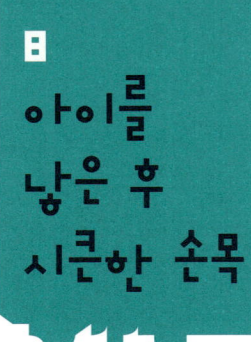

아이를 낳은 후 시큰한 손목

이럴 때 특히!
· 설거지도 하지 못할 정도로 손목이 시리다.
· 손목 근력이 약하고 유연성도 떨어지는 편이다.
· 자연 치유력을 높여 손목의 증상을 개선하고 싶다.

    둘째 아이를 낳고 6년 동안 산후풍으로 고생하고 있는 여성이 찾아왔다. 손목과 발목이 특히 아픈데 1년에 평균 두 번은 꼬박꼬박 깁스도 한다고 했다. 깁스를 할 정도는 아닐지라도 출산 후 관절이 시려 고생하는 여성이 많다. 손목이 아파서 아이를 안아줄 수도 없고 설거지나 빨래 널기처럼 가벼운 집안일도 전혀 할 수 없는 일이 흔하다. 또한 관절이 아프기 시작하면 운동을 하기가 몹시 어려워진다. 자연스럽게 근력과 유연성이 줄어들고, 출산 전에 비해 살이 찌는 원인이 되기도 한다. 6년 동안 손목과 발목으로 고생한 여성에게 테이핑을 시작했다. 순간적으로 통증이 사라지고 움직임도 좋아지자 어떻게 이런 효과가 발생하는지 물었다. 테이핑의 원리를 설명하며 당장은 일시적인 효과만 보일지도 모르지만 지속적으로 테이핑하면 근육 기능이 발달하고 자연 치유력이 높아진다는 점을 이해시켰다.
    이 여성은 손목과 발목 외에도 체중 때문에 스트레스를 받고 있었다.

첫째 아이를 낳은 후에는 몸매가 금세 돌아왔는데, 둘째를 낳은 후부터 몸이 예전과 다르다고 했다. 남편이 운영하는 가게에 들렀다가 한 손님이 셋째를 가졌냐고 묻는 바람에 충격을 받은 상태였다. 이런 문제라면 테이핑으로 해결할 수 있다. 코어 근육(우리 몸의 중심에 있는 근육으로 명치에서 무릎 사이에 위치한 심부 근육)은 잘 늘어나지도 줄어들지도 않는 특성이 있다. 운동을 10년 가까이한 선수를 보면 자세가 일반인과는 조금 다르다는 특징을 발견할 수 있다. 바로 코어 근육이 발달했기 때문이다. 그런데 코어 근육은 운동선수처럼 하루 몇 시간씩 몇 년을 지속해야만 바뀐다. 그런데 다이어트를 위해서 하는 운동은 길어야 하루에 1~2시간 미만이다. 운동 강도 역시 선수용 트레이닝에 비하면 약할 수밖에 없다. 또한 다이어트를 목적으로 하기 때문에 짧은 기간 동안 반짝 집중하고 끝내는 경우가 많아 1~2년 이상 꾸준하기도 힘들다. 그러니 코어 근육을 변화시킬 정도의 효과는 찾기 어렵다. 그런데 테이핑은 순환을 도와 근육의 기능을 높여주는데, 늘어난 부분은 탄력 있게, 굳어 있는 부분은 유연하게 해주어 코어 근육의 기능을 회복시킬 수 있다. 그러니 짧은 시간에도 더 큰 효과를 가져 오는 것이다. 이 여성은 6개월 동안 다니던 트레이닝보다 하루 10분 테이핑이 훨씬 더 뛰어났다며 만족을 보였다.

before taping

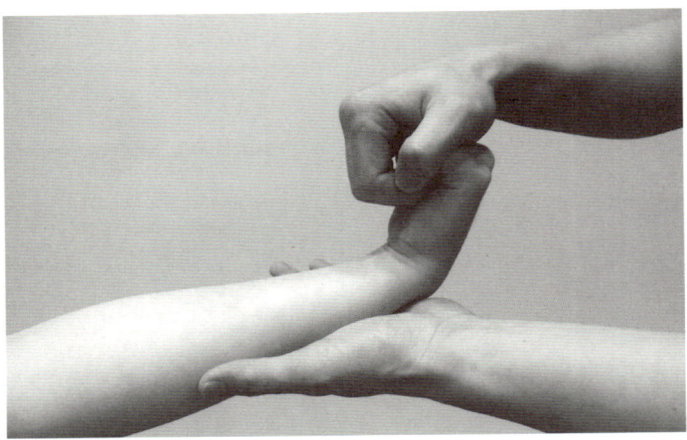

1
앞에서 배운 테니스엘보와 같은 방식으로 신체 상태를 확인한다. 주먹을 가볍게 쥐고, 옆 사람이 왼손으로 손목을 잡아 고정시킨다. 오른손으로는 주먹을 쥔 손톱 위를 가볍게 말아 쥔다. 왼손은 고정한 상태로 오른손은 김밥을 말 듯 돌린다. 산후풍이 있을 경우 유연성이 많이 떨어지는 것을 확인할 수 있다. (간혹 유연하지만 산후풍이 있는 경우도 있다.)

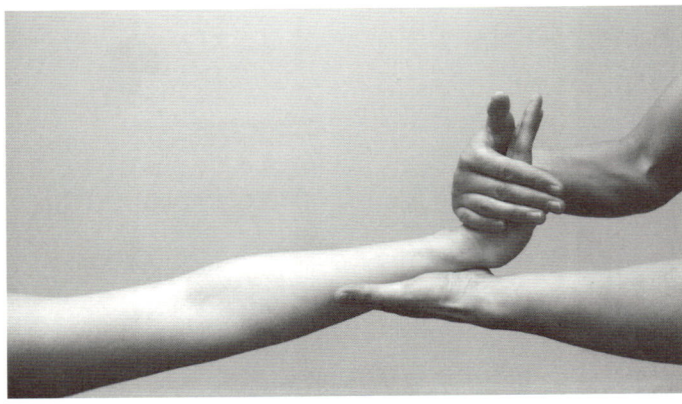

2
왼손으로 손목 부위를 받치고 팔꿈치는 펴게 한다. 오른쪽 손바닥으로 상대방의 손등을 감싸서 팔뚝과 손등이 180도가 되게 힘을 준다. 이때 당기는 느낌보다는 밑으로 내린다는 느낌으로 힘을 준다. 힘의 측정보다는 통증에 더욱 집중한다.

taping

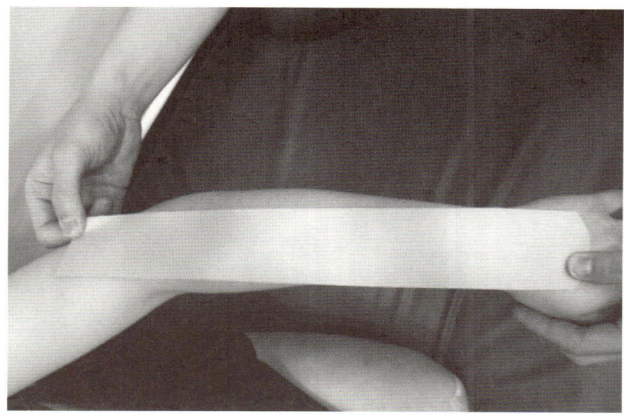

1
손등부터 팔꿈치 위까지 길이에 맞춰 테이프를 자른다.

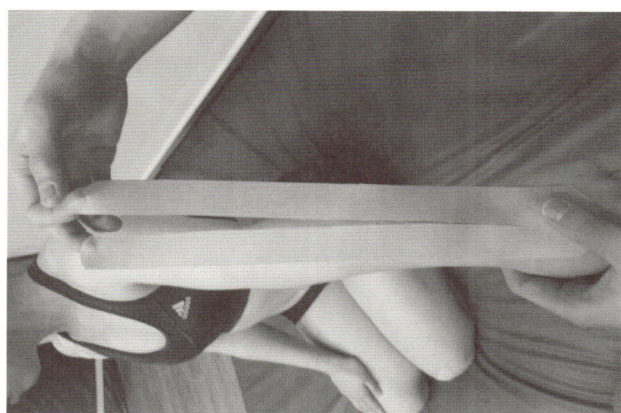

2
Y자로 테이프를 준비하고 전반부 5센티미터를 먼저 붙인다. 처음 5센티미터를 붙일 때에는 스트레칭을 하지 않는다.

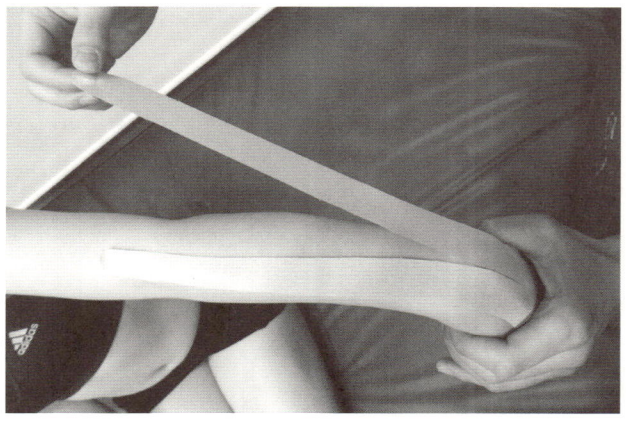

3
하나씩 팔꿈치 옆쪽으로 돌려 팔꿈치를 감싸듯이 붙이는데, 이때는 팔목을 스트레칭한 상태에서 진행한다. 조금씩 붙이지 말고 처음 길이를 측정한 위치만큼 테이프를 늘려서 한 번에 붙이는 것이 가장 효과적이다.

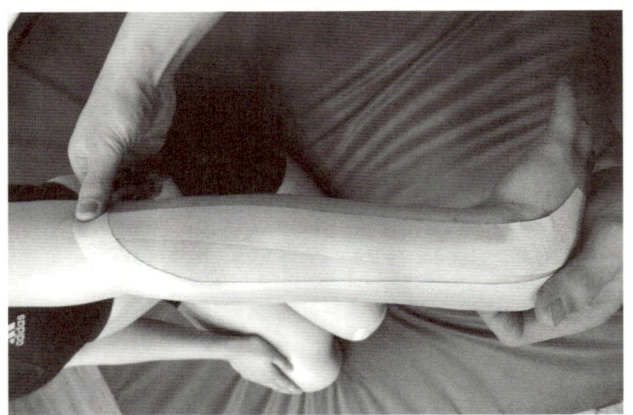

4
마무리할 때까지 스트레칭 상태를 유지한다.

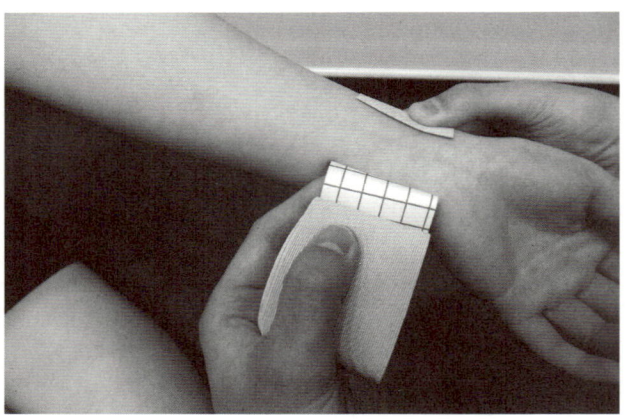

5
테이프를 손목 둘레보다 2센티미터 짧게 자른다.

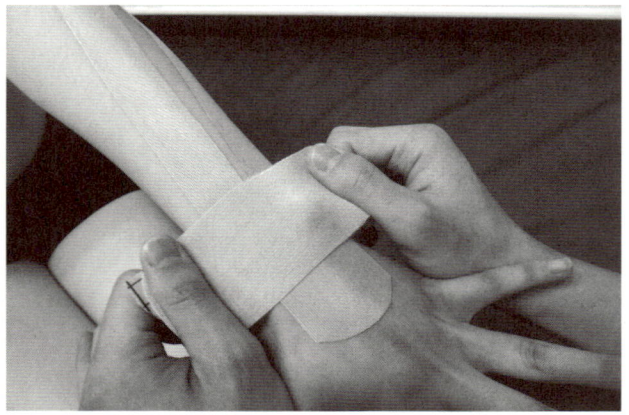

6
손가락을 최대한 넓게 펴고 테이프 가운데 부분을 잘라서 감싸 붙인다.

after taping

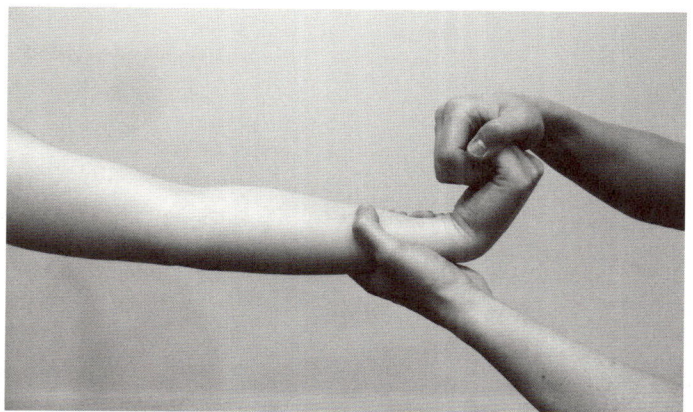

1
처음과 동일하게 손을 잡는다. 테이핑 전에 아팠던 각도만큼 스트레칭을 했을 때 통증 정도가 어떤지 확인한다. 그리고 통증이 느껴질 때까지 스트레칭을 더 해본다.

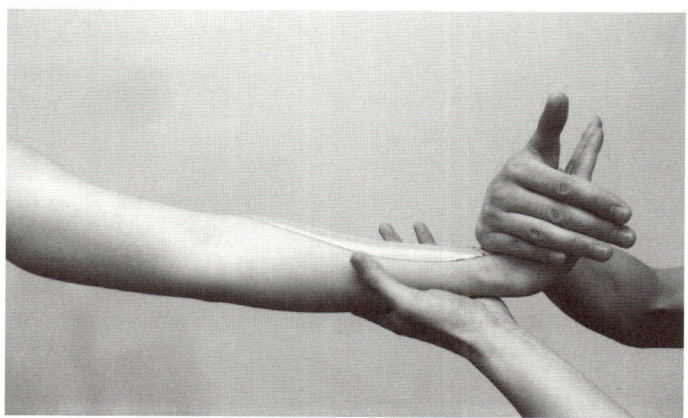

2
손목을 뒤로 당기고 역시 처음과 같이 테스트한다. 팔꿈치에 문제가 있다면 이 과정에서 평소 아프던 부위가 불편하게 느껴질 것이다. 그러나 테이핑으로 통증이 완화되었다면 그 정도를 확인한다.

9 불면증도 해결할 수 있다

이럴 때 특히!
- 스트레스를 많이 받고 있으며 잠을 잘 이루지 못한다.
- 수면 부족으로 온몸이 무겁다.
- 약물 외의 방법으로 불면증을 고치고 싶다.

　테이핑은 때로 예상치 못한 곳에서 효과를 보이기도 한다. 불면증도 그중 하나다. 심각한 불면증 환자를 만난 적이 있다. 지난 세 달 동안 하루에 두 시간 밖에 수면을 취하지 못했고, 자고 일어나도 온몸이 바닥에 붙어 있는 것만 같다고 호소했다. 5회에 걸쳐 테이핑을 해보기로 했다. 불면증을 테이핑으로 고쳐본 적은 없었기 때문에 약간은 걱정되는 마음으로 진행했다. 그런데 세 번째 테이핑 후 효과가 찾아왔다. 잠이 오는 정도는 예전과 같지만 생활에 변화가 생겼다는 것이다. 설거지를 하거나 차에 앉는 등 허리를 굽히는 자세를 할 때 무리가 덜하다고 했다. 이 말에 기운을 얻어 한 번 더 테이핑을 진행했다. 그는 "평소 2시간 밖에 잠을 자지 못했는데 오늘은 6시간이나 잤어요"라고 했다. 마지막 5회차 테이핑 후에는 "이제 다른 문제가 생겼네요. 잠은 잘 자는데 너무 자서 탈이에요"라는 말을 남기며 즐겁게 웃었다.

　요즘 불면증을 호소하는 사람이 늘고 있다. 원인이 무엇인지 찾기 위해 수면 문제를 겪는 사람의 몸을 연구하기 시작했다. 그런데 하나의 법칙이 발견되었다. 잠을 제대로 자지 못하는 사람은 대체적으로 등이 많이 굽어 있었다. 이는 스트레스를 많이 받는 사람에게도 보이는 현상으로, 등이 곧게 펴져 있지 않는다. 불면증 혹은 스트레스로 불편을 겪는 경우 이 등을 바르게 펴는 테이핑이 해결의 핵심이라고 할 수 있는 것이다.

before taping

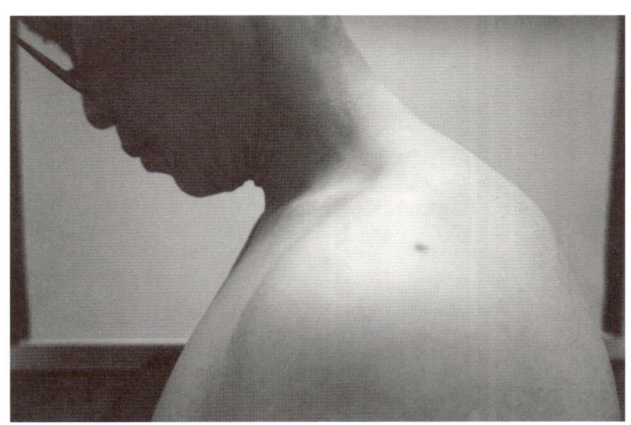

불면증 환자의 특징 중 하나는 목이다. 목이 굳어 있으면 누워도 불편하고 호흡할 때 사용되는 근육도 딱딱해진다. 의자에 앉아서 허리를 펴고 머리를 앞으로 숙여본다. 턱이 가슴에 얼마만큼 닿는지를 체크한다. 거리가 멀면 멀수록 목 뒤쪽 근육이 경직되어 있다고 보면 된다. 이때 통증이나 당김이 있는지 체크한다.

taping

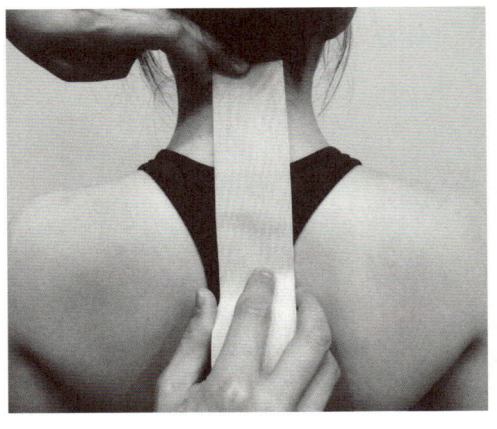

1
머리카락 끝나는 부분부터 견갑골 중간 정도 위치까지 길이에 맞춰 테이프를 자른다.

2
Y자로 만들고 라운딩한다.

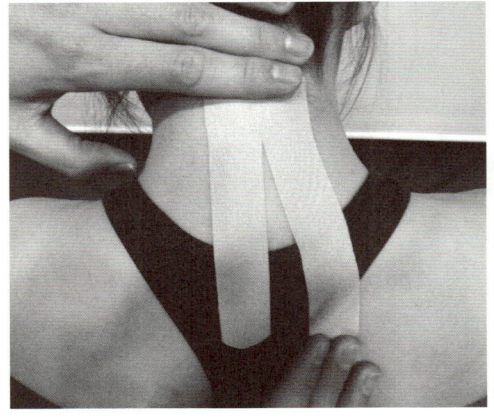
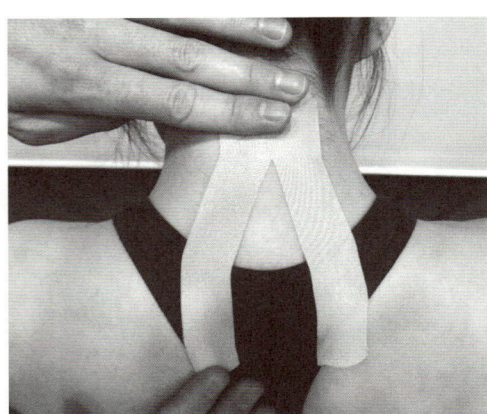

3
스트레칭을 하고 두 갈래로 나눠서 붙인다.

* 실제로는 옷이 아닌 피부 바로 위에 테이핑하도록 한다.

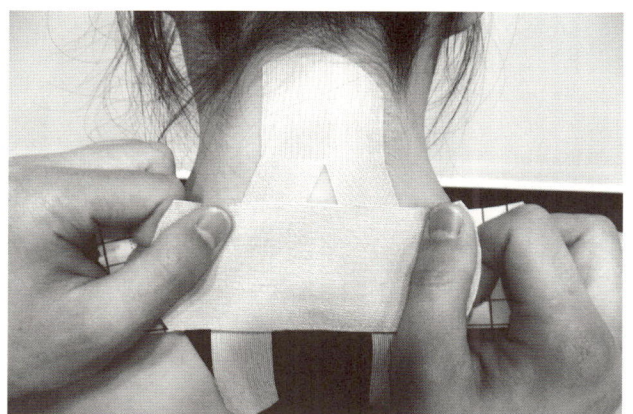

4

목에 톡 튀어나온 부분에 가로로 보강 테이핑을 한다. 보강 테이핑을 할 때는 가운데 찢기를 해서 중간 지점을 맞춰 테이핑하면 된다.

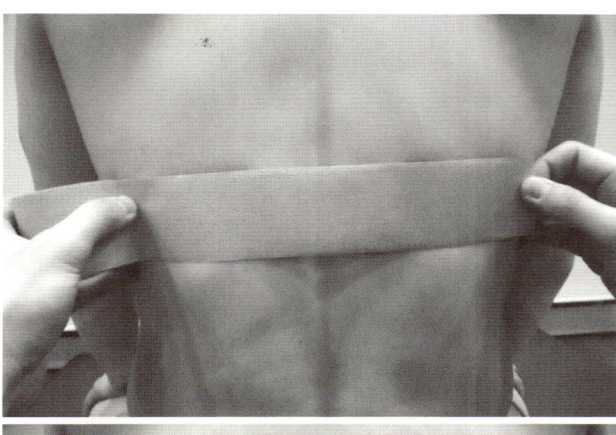

5

갈비뼈가 끝나는 부분에 가로로 길이를 재고 호흡을 들이마신 상태에서 테이핑한다. 그 부분에 횡격막이 있기 때문에 호흡을 편안하게 해주어 수면에도 도움을 준다.

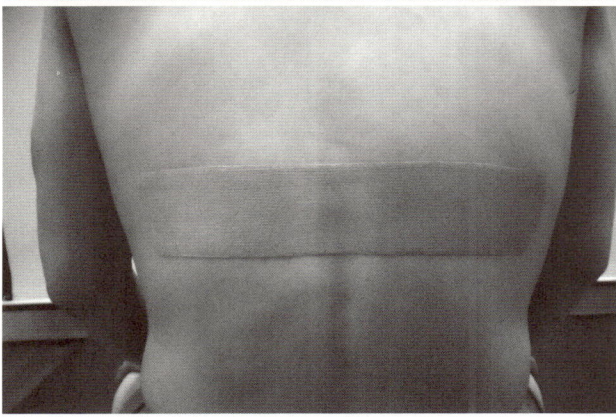

after taping

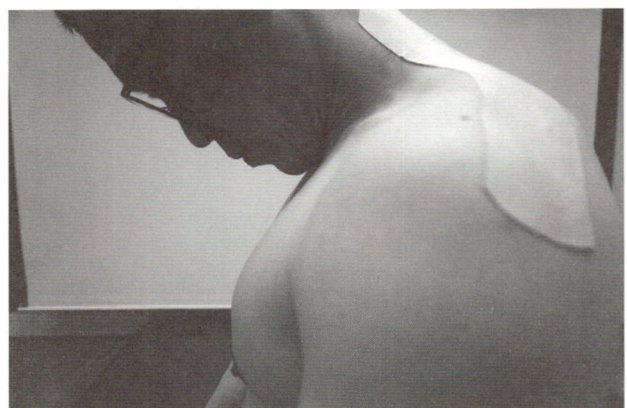

테이핑을 한 후 목을 앞으로 숙여서 턱이 가슴에 얼마나 닿는지 파악한다. 유연해졌다면 굳어 있던 목 근육이 이완되었다는 증거다. 목 근육이 이완이 되면 혈액 순환이 개선되고 목도 편안해진다.

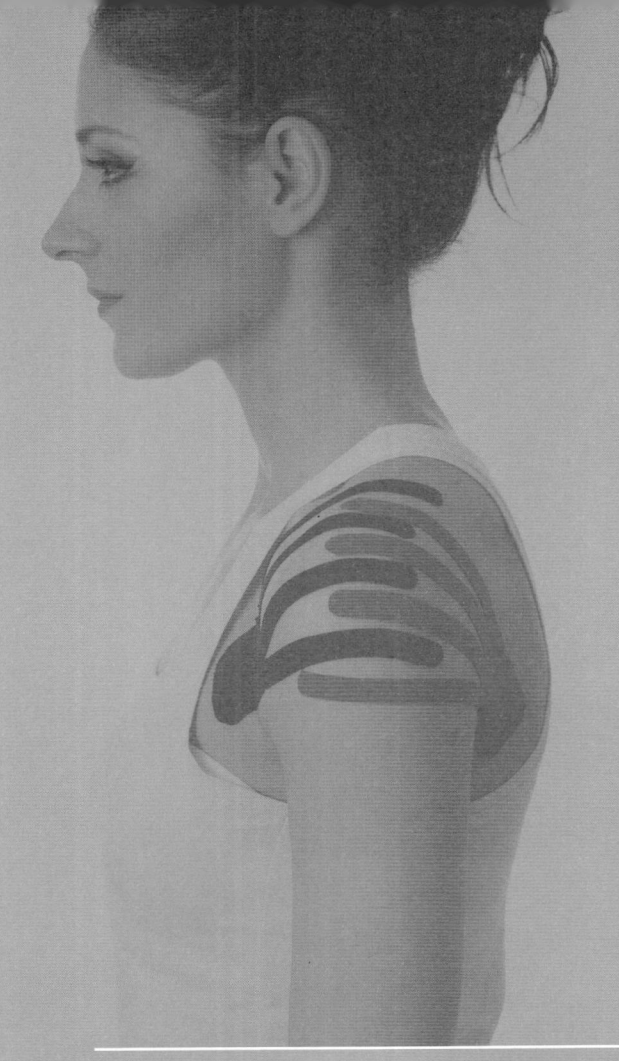

부록

생활체육
종목별
테이핑 가이드

1 러닝

　달리기는 마라톤에서 축구까지 다양한 종목의 기본기가 되는 동작이다. 마라톤은 천천히 오래 뛰고, 축구는 과격하게 뛴다는 차이가 있지만 이때 사용되는 근육은 크게 다르지 않다. 달리기를 할 때 가장 많이 쓰는 근육은 대퇴사두근, 즉 허벅지 앞쪽 근육이다. 이 근육을 많이 쓰면 무릎에 통증이 올 수 있다. 다음으로 종아리 근육도 자주 사용되는데, 이 근육은 추진력을 얻거나 방향을 전환할 때 쓰인다. 몸의 컨디션이 좋지 않거나 무리하게 힘을 주고 오랫동안 달리다 보면 종아리에 쥐가 나는 경우가 많다. 충분한 혈액과 영양이 공급되지 않고 스트레칭이 부족했기 때문으로 볼 수 있다.

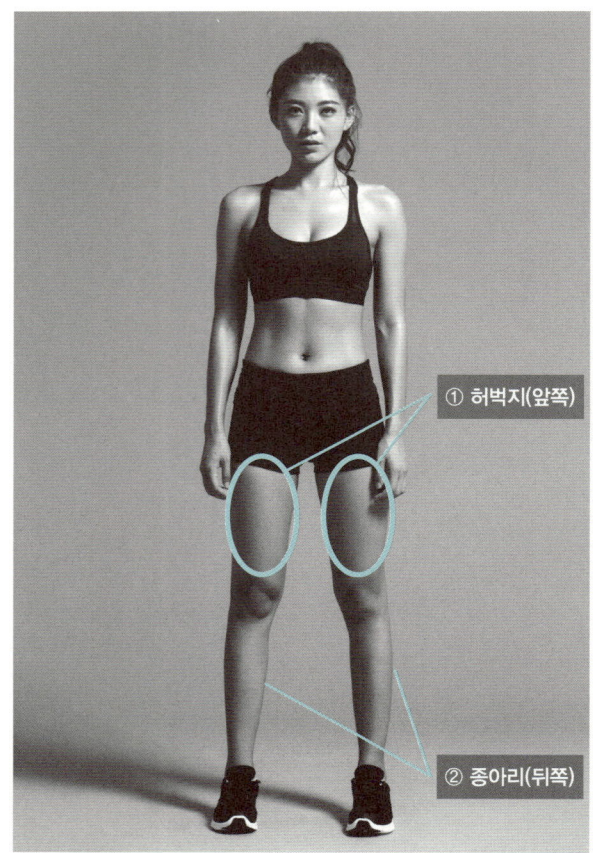

① 허벅지(앞쪽)
② 종아리(뒤쪽)

사진 | Getty Images Bank

① 허벅지

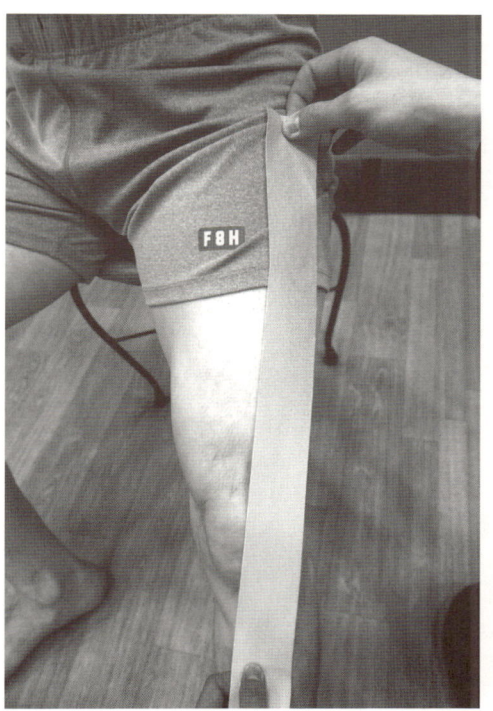

1
골반 아래부터 무릎 아래까지 길이에 맞춰 테이프를 자른다.

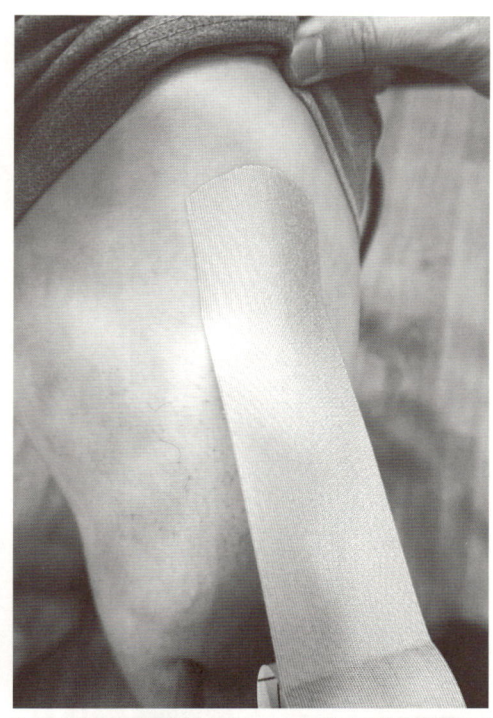

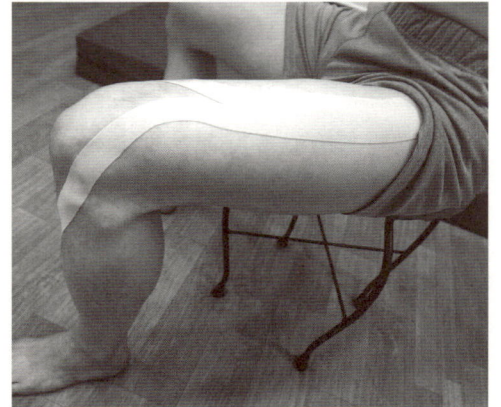

2
Y자로 자르고 골반 아래에 테이프를 붙인 후 무릎을 구부리고 일직선으로 내려오다 무릎 위에 오면 그때부터 무릎을 감싼다.

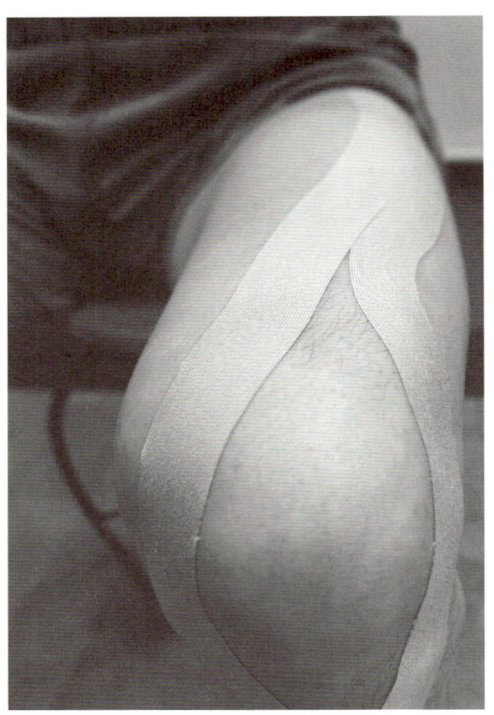

ㅌ
반대편도 마찬가지다. 그대로 내려오다가 무릎 위에서부터 무릎을 감싼다.

② 종아리

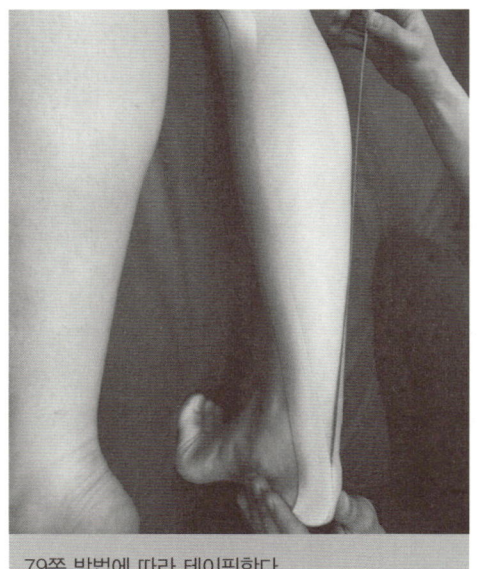

79쪽 방법에 따라 테이핑한다.

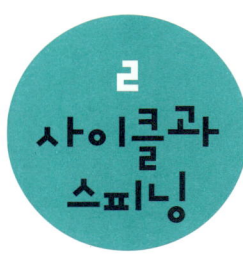

2 사이클과 스피닝

 야외에서 활동하기 좋은 계절이 되면 자전거를 타는 사람이 늘어난다. 자전거는 훌륭한 전신운동이다. 한편 자전거 타기를 변형해 실내에서 즐길 수 있도록 하는 운동으로 스피닝이 있다. 짧은 시간 내에 많은 칼로리를 소비하는 데는 아주 적합한 운동이다. 소비하는 칼로리도 엄청나지만 화려한 불빛과 음악이 가져오는 신나는 분위기 때문에 다이어트를 위해 찾는 사람이 많다. 자전거와 스피닝은 허벅지와 골반 근육을 많이 사용하도록 한다. 이 근육이 발달되면 운동을 하지 않는 평상시에도 꾸준히 칼로리를 소비할 수 있다. 허벅지 근육을 잘 쓰면 무릎도 강해진다. 종종 자전거나 스피닝 때

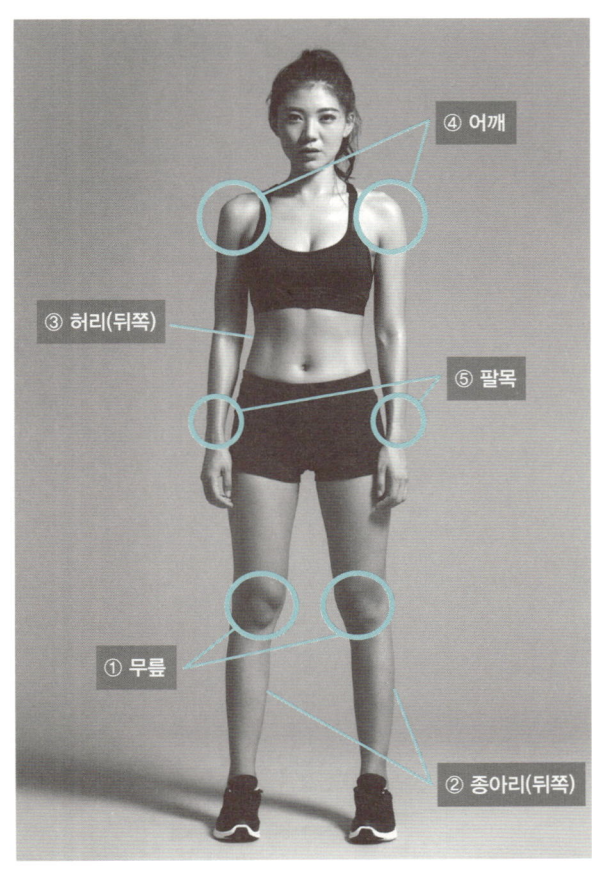

사진 | Getty Images Bank

부록 생활체육 종목별 테이핑 가이드

문에 무릎이 망가졌다는 말을 하는데, 잘못된 방식으로 페달을 돌렸기 때문이다. 페달을 밟을 때는 체중을 앞으로 싣지 말고 허벅지 뒤쪽으로 힘이 가게 만들어야 한다. 또한 상체를 숙인 상태로 오래 있어야 한다는 점도 유의해야 한다. 등을 펴면 어깨나 손목에 부담이 가고, 등을 구부리면 어깨와 손목은 부담이 줄어서 괜찮지만 등 근육이 늘어나서 허리나 목에 무리가 갈 수 있다. 그러니 자전거와 스피닝을 하고 나면 허리와 등을 펼 수 있는 보조 운동을 해주는 것이 좋다.

① 무릎

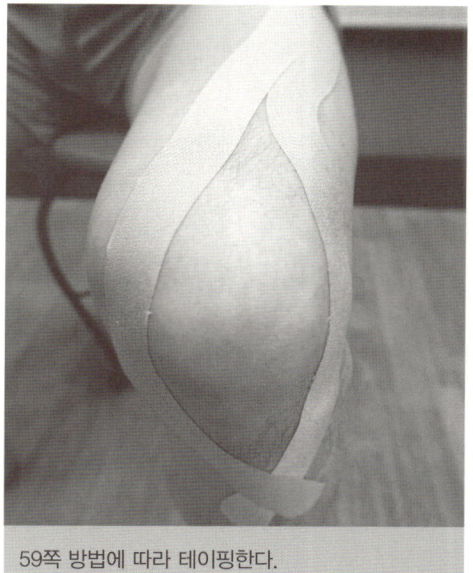

59쪽 방법에 따라 테이핑한다.

② 종아리

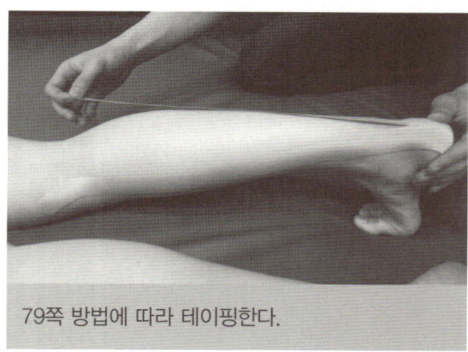

79쪽 방법에 따라 테이핑한다.

③ 허리

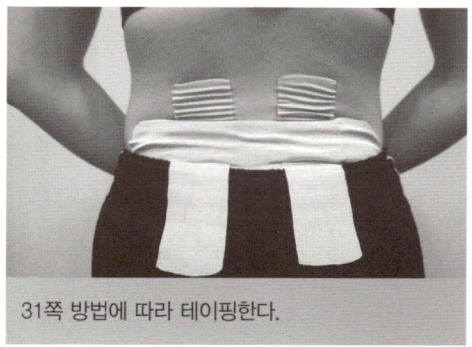

31쪽 방법에 따라 테이핑한다.

④ 어깨

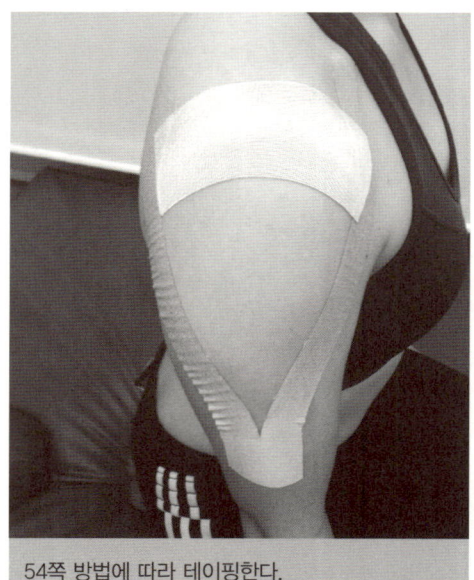

54쪽 방법에 따라 테이핑한다.

⑤ 팔목

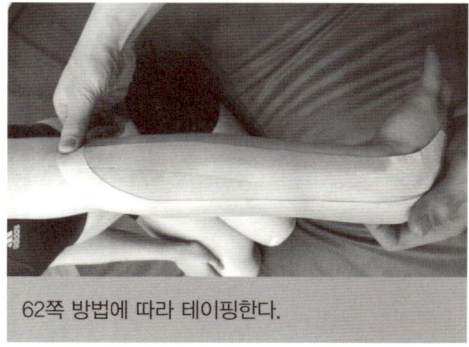

62쪽 방법에 따라 테이핑한다.

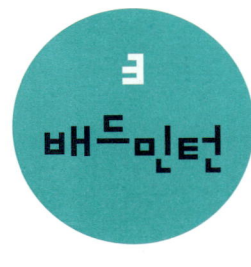

3 배드민턴

생활 스포츠 인구가 늘어나는 것은 아주 좋은 일이지만, 한 가지 아쉬운 점이 있다. 그것은 바로 스트레칭의 부재다. 스트레칭을 하는 시간이 점점 줄어들고 시합 위주로 운영되는 생활 스포츠가 많다. 특히 배드민턴 같은 경우는 과격한 운동인데 1:1 단식과 2:2 복식 게임 위주로 진행된다. 배드민턴을 취미로 하는 사람의 대부분은 게임 전에 목과 어깨, 발목을 몇 번 돌리는 것을 스트레칭의 전부로 삼고 있다. 몸을 풀지 않고 게임에 들어간다고 해서 바로 다치는 것은 아니지만, 이것이 하루 이틀 계속해서 쌓이다 보면 문제가 된다. 배드민턴 좀 쳤다는 사람들은 무릎과 발목은 물론이고 어깨, 목 그리고 팔꿈치에 통증을 달고 산다. 또한 한쪽 손을 자주 쓰다 보니 좌우 비대칭으로 고통을 호소하는 경우도 많다.

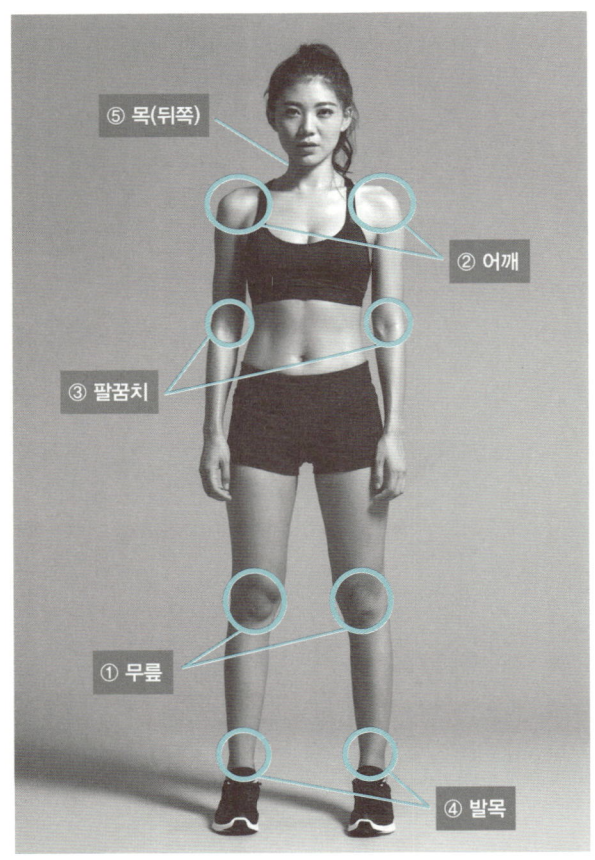

① 무릎

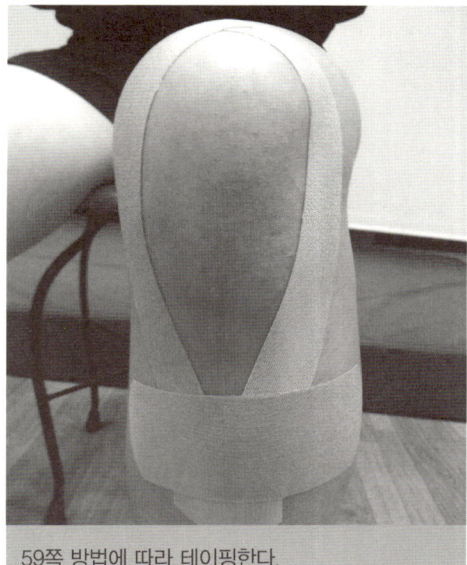

59쪽 방법에 따라 테이핑한다.

② 어깨

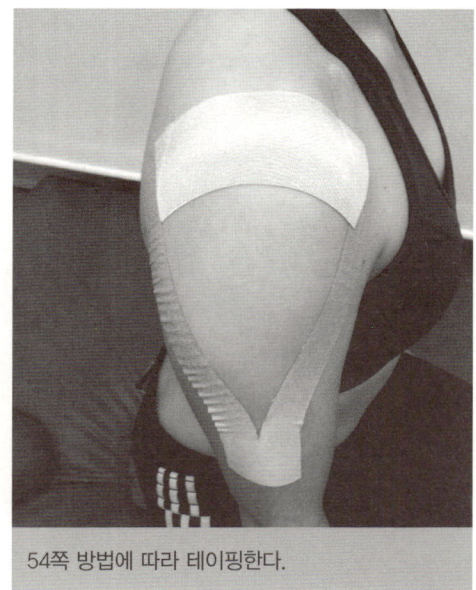

54쪽 방법에 따라 테이핑한다.

③ 팔꿈치

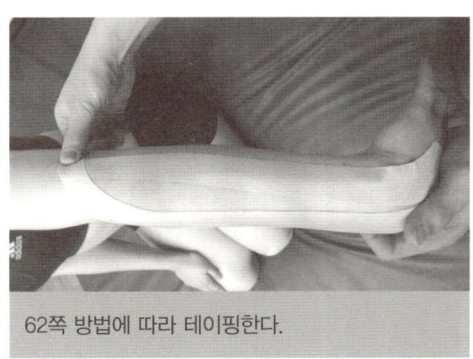

62쪽 방법에 따라 테이핑한다.

④ 발목

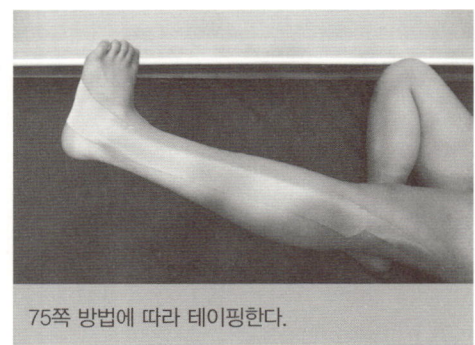

75쪽 방법에 따라 테이핑한다.

⑤ 목

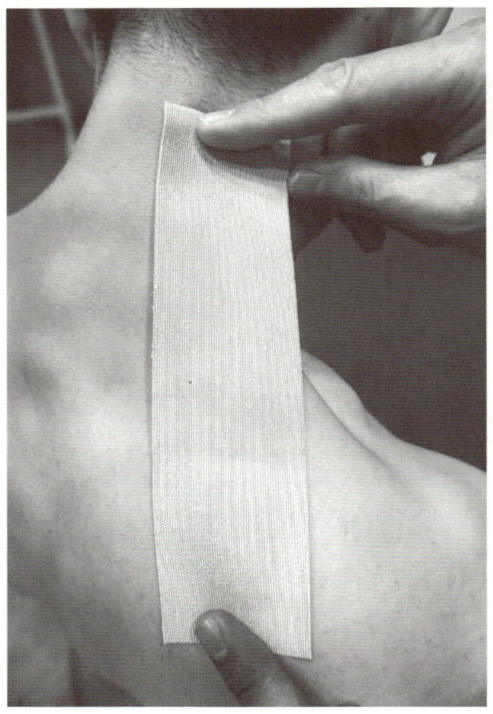 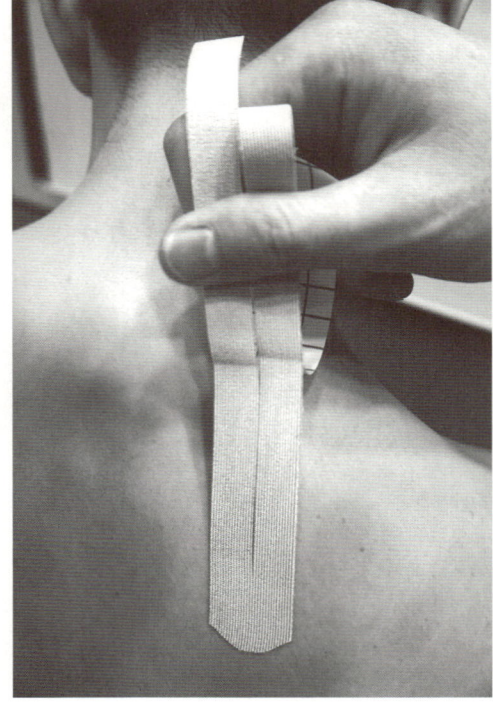

1
머리카락이 끝나는 부분(경추부상부)에서 견갑골까지 길이에 맞춰 테이프를 자른다.

2
테이프를 다시 Y자로 자른다. 근육이 작기 때문이다.

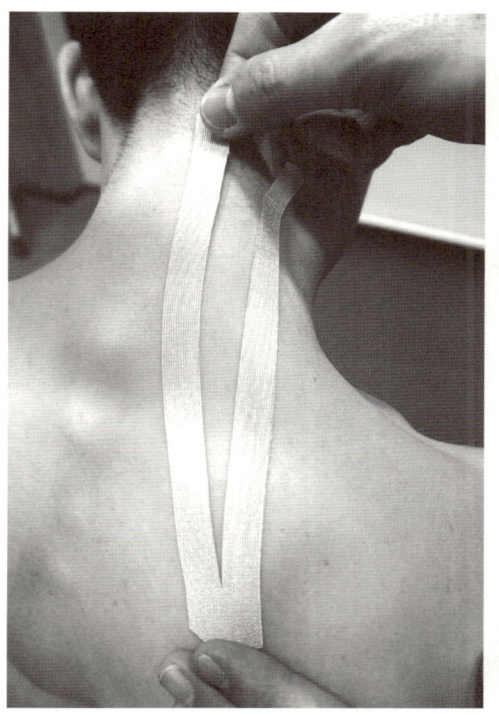 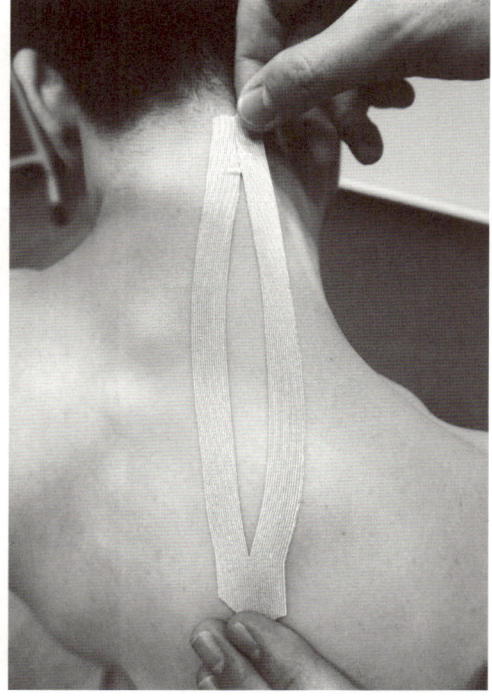

3
어깨 부분에서 테이프를 붙이고 목을 스트레칭한 후 척추 쪽 테이프를 먼저 붙인다.

4
목을 반대 방향으로 돌리며 사선으로 스트레칭하고 바깥쪽 테이프를 붙인다.

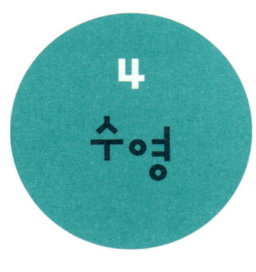

4 수영

허리나 무릎이 아프다며 수영을 선택하는 사람이 많다. 정말 수영이 관절에 좋을까? 물론 수영을 해서 건강이 좋아진 사람도 있지만, 요통이 더 심해진 사람도 있다. 물속에서 하는 활동은 중력의 부담을 줄여주기 때문에 허리를 무리하지 않고 움직일 수 있다. 하지만 수영은 수직 운동이 아니라 수평으로 누워서 움직이는 운동이다. 물에 떠있는 상태에서는 수직으로 작용하는 부담이 거의 사라진다. 부담이 사라진다는 것은 허리 근육 단련에 큰 도움이 되지 않는다는 뜻이다. 수영은 대부분 몸 쪽으로 당기는 운동이라 가슴 근육을 굳게 하고 등 근육을 늘어나게 한다. 그런데 허리 통증의 대부분은 몸의 앞쪽에 있는 가슴과 배가 굳고 등과 허리 부분이 늘어나서 발생한다. 허리를 더욱 건강하게 하고 수영 실력을 늘리기 위해서는 가슴과 배 근육을 스트레칭하고 등과 허리는 단단하게 해야 한다.

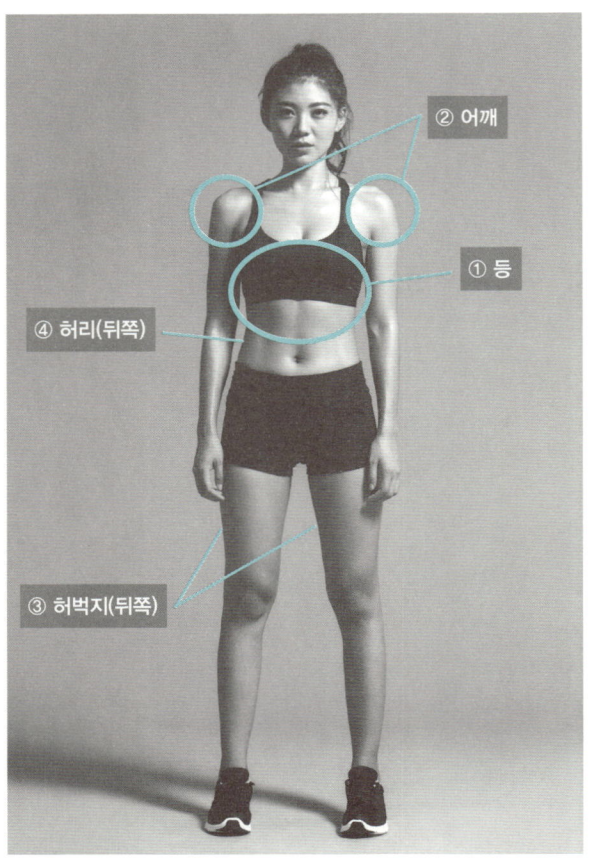

① 등

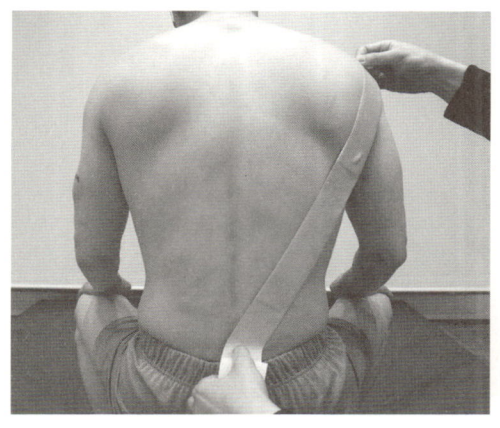

1
삼각근에서 골반까지 길이에 맞춰 테이프를 자른다.

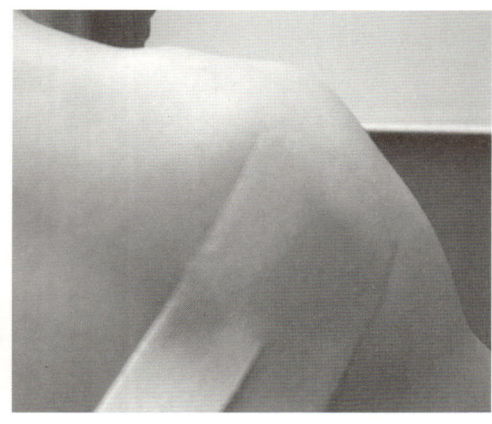

2
Y자로 잘라서 어깨 부분을 먼저 붙인다.

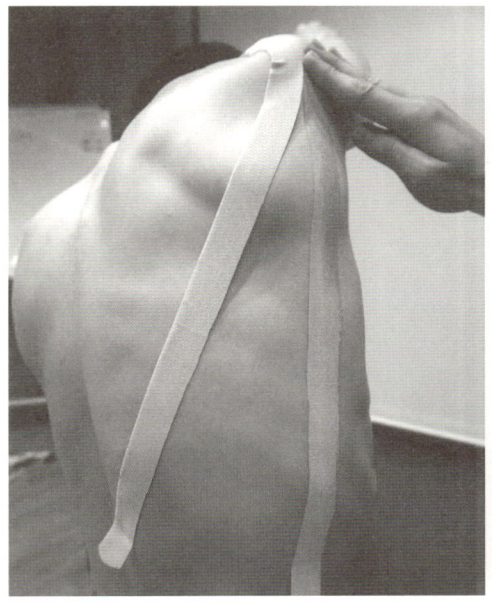

3
팔을 90도로 들고 허리 옆선을 따라 일직선으로 붙인다.

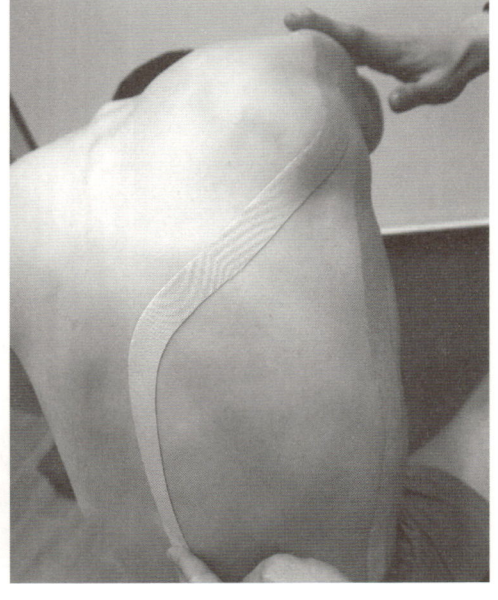

4
손을 들고 상체를 앞으로 숙인 상태에서 견갑골 윗부분을 따라 척추 중간 부분으로 내려온다.

② 어깨

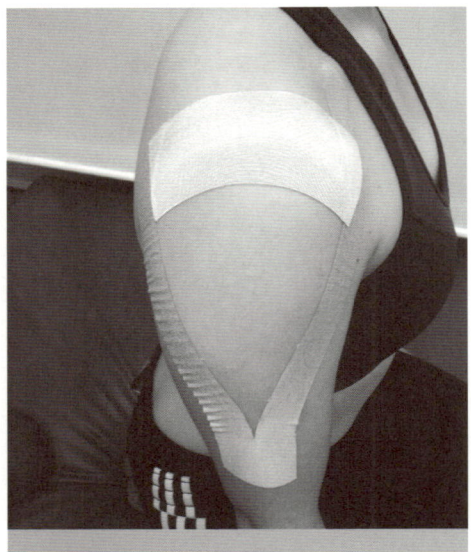

54쪽 방법에 따라 테이핑한다.

③ 허벅지

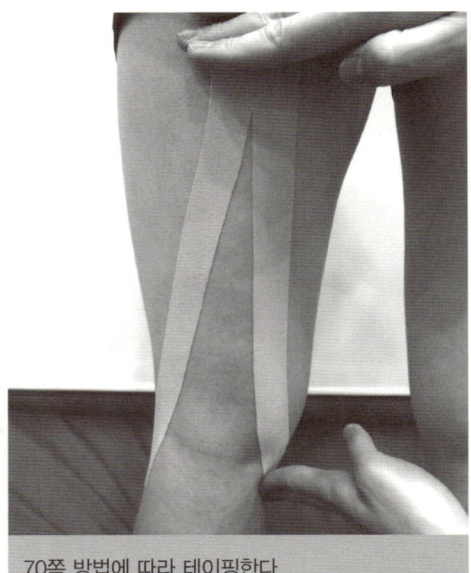

70쪽 방법에 따라 테이핑한다.

④ 허리

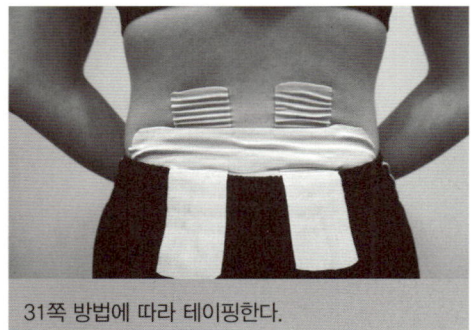

31쪽 방법에 따라 테이핑한다.

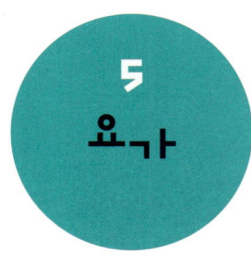

5 요가

최근 요가 인구가 크게 늘었다. 첫째는 몸에 대한 관심 때문이고, 둘째로 허리나 목 등 여러 관절의 통증 때문으로 보인다. 부푼 꿈을 안고 요가 센터를 방문하지만 현실은 그리 만만하지 않다. 하루 종일 앉아서 컴퓨터와 스마트폰을 하는 시대를 사는 현대인의 허리는 많이 변형되어 있다. 다시 말해, 다리를 뻗고 허리를 펴는 것만으로도 힘든 것이다. 이유는 밑으로 처진 골반이다. 요가를 할 때 앉아 있기조차 힘든 사람에게는 엉덩이 뒤에 쿠션을 깔라고 한다. 그렇게 하면 처진 골반의 기울기를 살짝 올려줄 수 있다. 이런 골반에 도움을 주는 근육이 몇 개 있다. 이 근육을 단련하다보면 요가 자세에도 도움이 된다. 첫 번째로 위에서 골반을 당겨주는 근육인 척추기립근이다. 두 번째로 허벅지 안쪽 근육이다. 이 근육이 굳으면 골반이 더욱 빠르게 처질 수 있다. 마지막은 햄스트링이다. 오랫동안 앉아 있는 자세를 하다보면 허벅지 뒤쪽 근육이 굳을 수 있어 골반을 아래로 당길 수 있다.

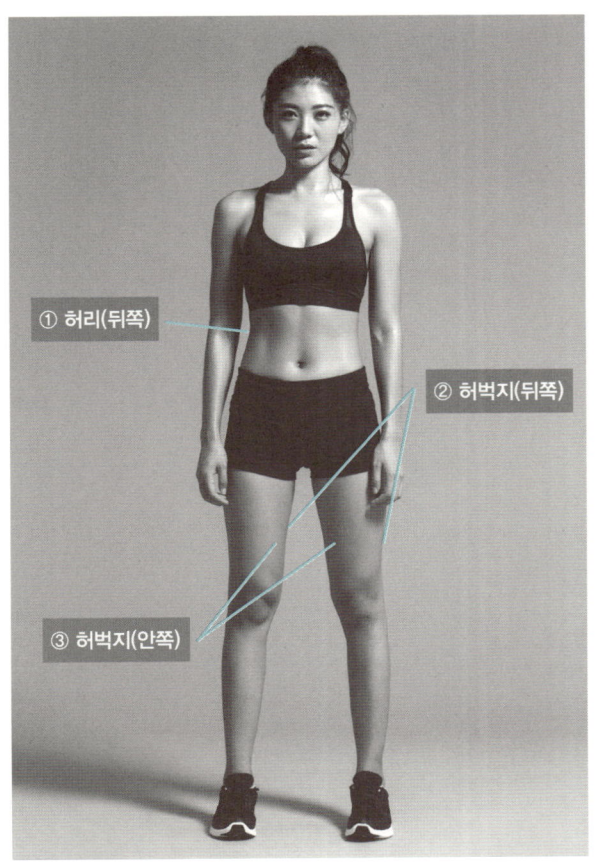

① 허리(뒤쪽)
② 허벅지(뒤쪽)
③ 허벅지(안쪽)

① 허리

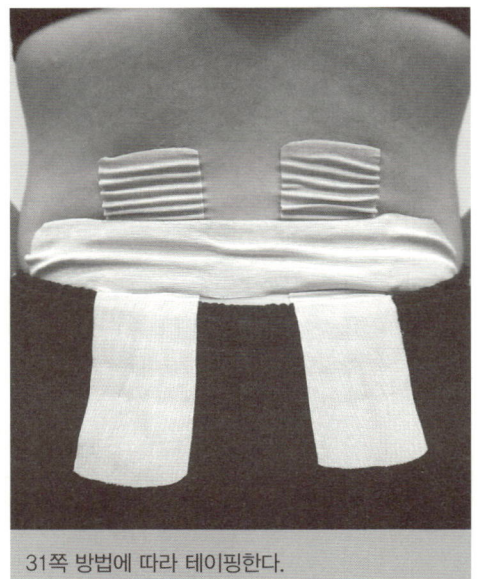

31쪽 방법에 따라 테이핑한다.

② 허벅지(햄스트링)

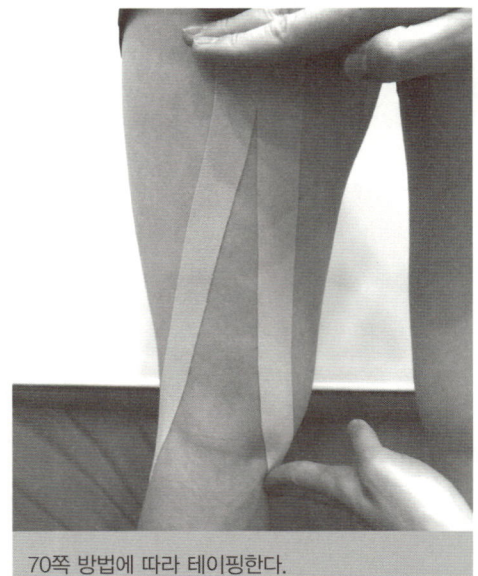

70쪽 방법에 따라 테이핑한다.

③ 허벅지(내전근)

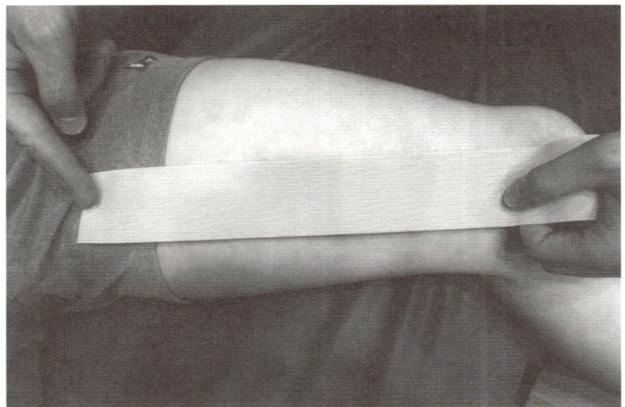

1
골반과 허벅지 안쪽이 만나는 부분에서 무릎 위까지 길이에 맞춰 테이프를 자른다.

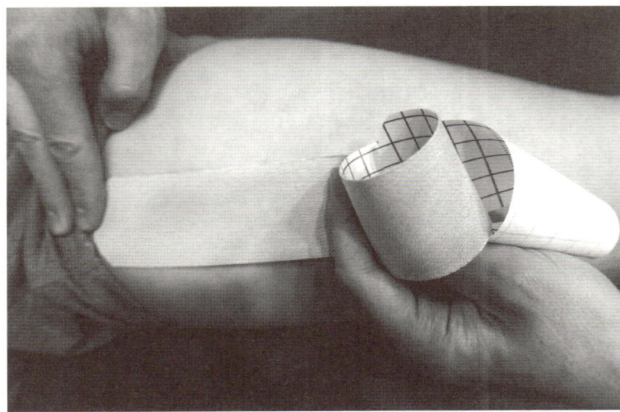

2
골반 쪽을 먼저 붙이고 다리를 옆으로 스트레칭한다.

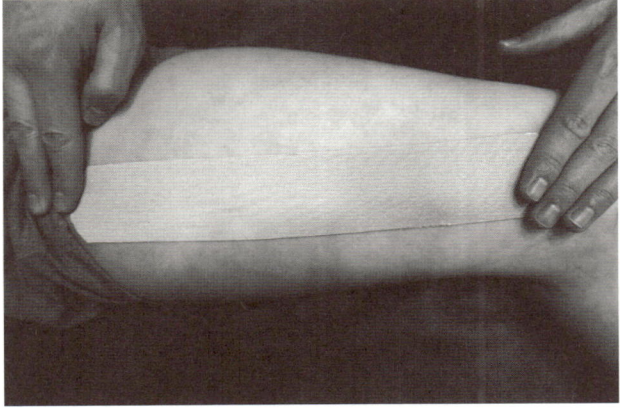

3
나머지 부분을 붙인다.

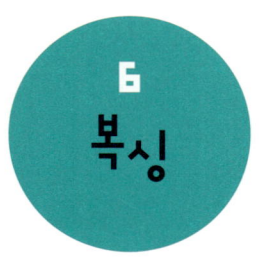

6 복싱

체중 감량을 위해 복싱을 시작하는 사람이 많다. 땀복을 입고 온몸을 강력하게 움직이면 하루에 1킬로그램이라도 뺄 수 있을 것 같은 느낌이 든다. 복싱의 묘미는 스텝과 펀치에 있다. 그런데 펀치는 팔 힘만으로 하는 것이 아니다. 하체에서 올라오는 힘이 허리를 통해서 상체로 올라와야만 강력한 펀치를 할 수 있다. 복싱을 하면 스텝 운동과 달리기, 줄넘기를 많이 한다. 순간적인 이동과 재빠른 동작을 위해서는 종아리 근육이 발달되어야 한다. 스텝을 밟거나 줄넘기를 하는 이유가 종아리 때문이다. 다음은 상체와 하체를 이어주는 허리 근육을 살펴야 한다. 허리 근육이 안정적으로 잘 받쳐줘야 힘이 쉽게 전달된다. 마지막으로 어깨의 힘과 삼두의 근육이 좋아야 한다. 아무리 큰 힘이 아래에서 위로 올라온다고 해도 그것을 마지막에 처리하는 것은 어깨와 삼두근이다.

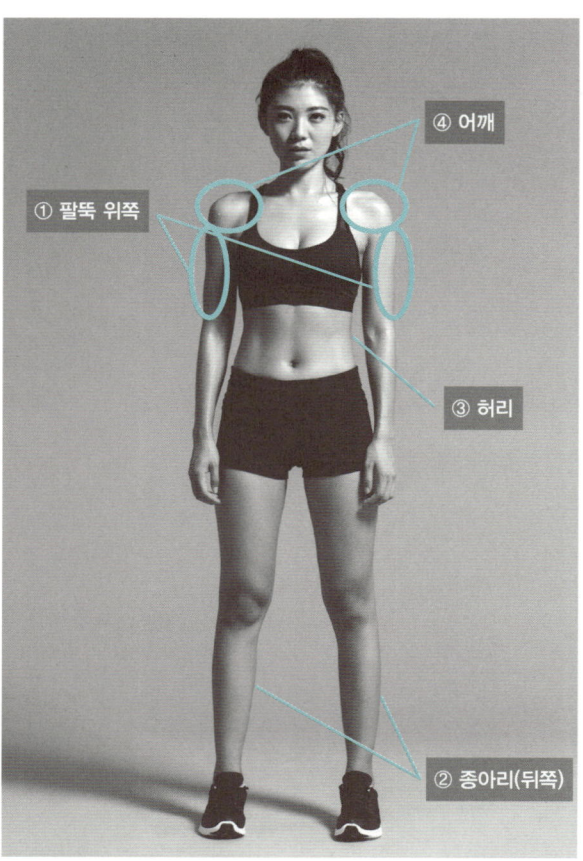

① 팔뚝 위쪽
② 종아리(뒤쪽)
③ 허리
④ 어깨

① 팔뚝 위쪽

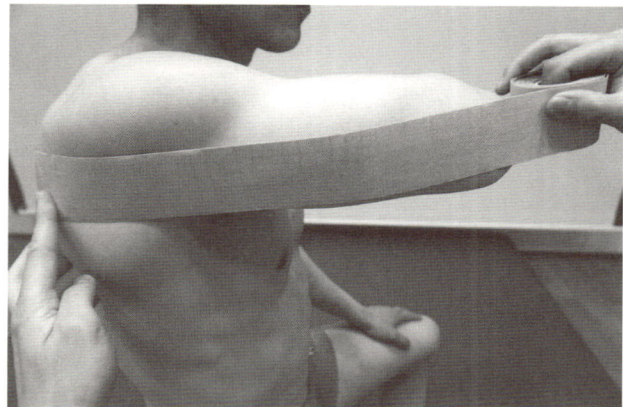

1
팔꿈치에서 견갑골까지의 길이에 따라 테이프를 자른다.

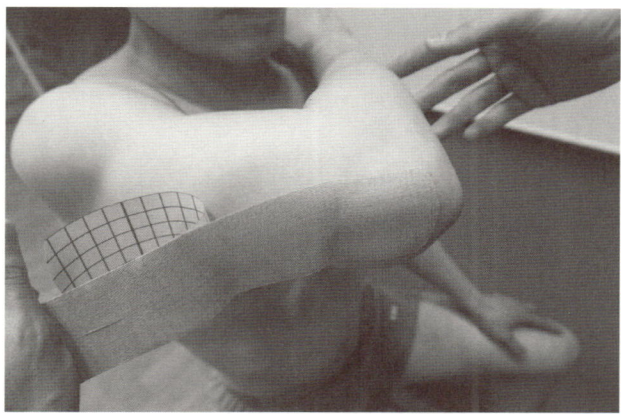

2
Y자로 자르고, 앞부분을 붙인다.

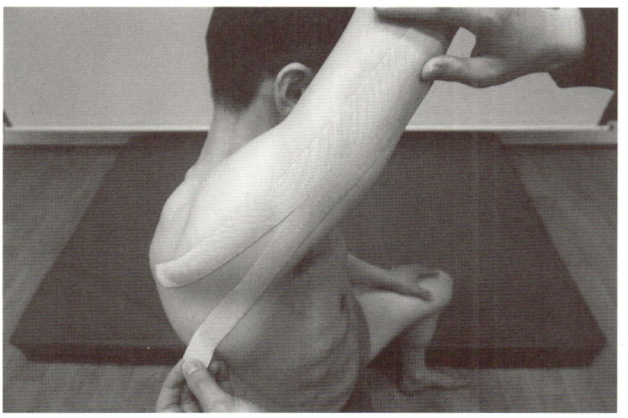

3
윗부분을 수평으로 붙이고, 아랫부분은 손을 들어올린 상태에서 견갑골 아랫부분까지 내린다.

② 종아리

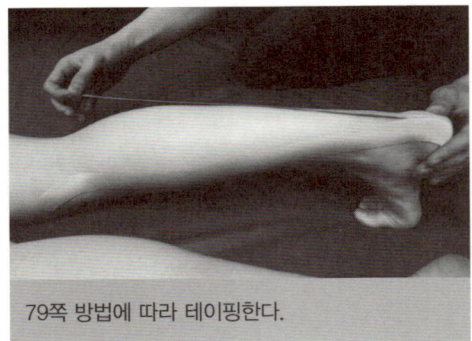

79쪽 방법에 따라 테이핑한다.

③ 허리

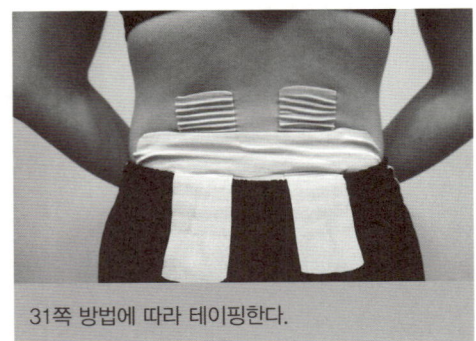

31쪽 방법에 따라 테이핑한다.

④ 어깨

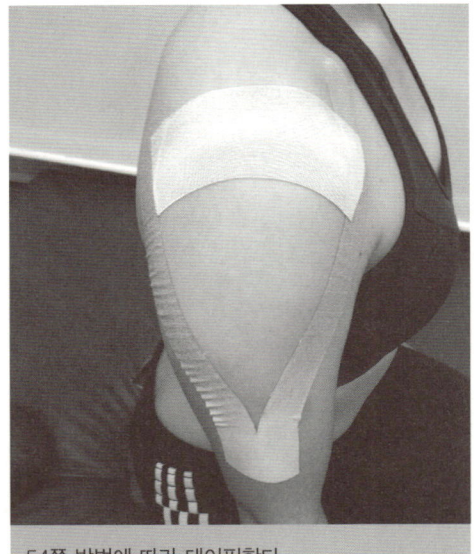

54쪽 방법에 따라 테이핑한다.

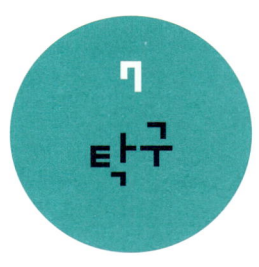

7 탁구

한때 인기에도 불구하고 사라져가던 운동 탁구. 하지만 요즘 다시 살아나는 조짐이 보인다. 탁구는 굉장한 스피드와 체력이 필요한 운동이다. 게다가 경쟁을 주로 하는 스포츠이다 보니 부상의 위험이 항상 뒤따른다. 재미있고 즐거운 경기를 하면서 부상도 예방할 수 있다면 금상첨화다. 탁구를 잘하기 위해서는 반응 속도가 빨라야 하니 항상 근육을 유연하게 만들어야 한다. 민첩성을 위한 종아리 근육, 힘 전달을 위한 허벅지와 허리 근육, 아래서 올라오는 힘을 받아주는 어깨 근육, 마지막 힘을 전달하는 팔뚝 근육(전완근)이 핵심이다.

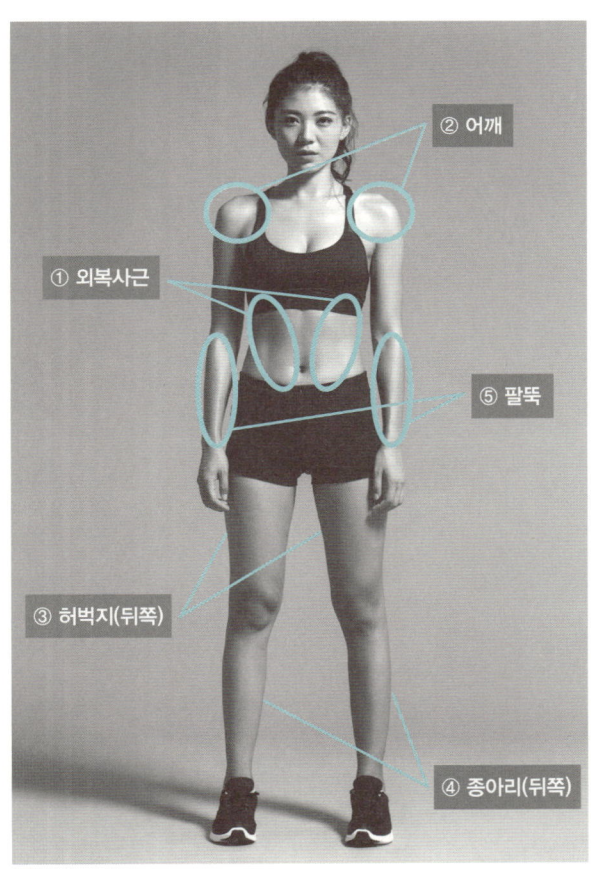

① 외복사근
② 어깨
③ 허벅지(뒤쪽)
④ 종아리(뒤쪽)
⑤ 팔뚝

부록 생활체육 종목별 테이핑 가이드

① 외복사근

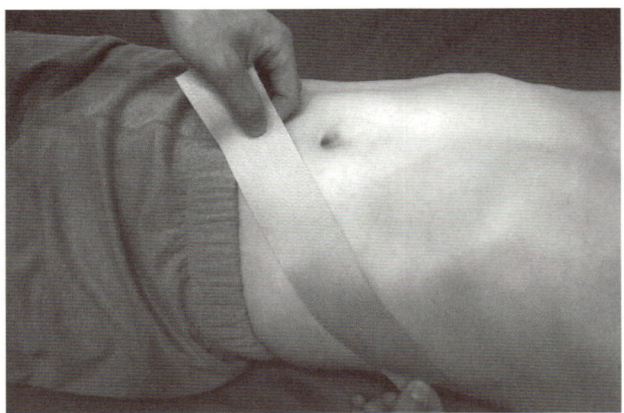

1
갈비뼈에서 배꼽 아래까지 길이에 맞춰 테이프를 자른다.

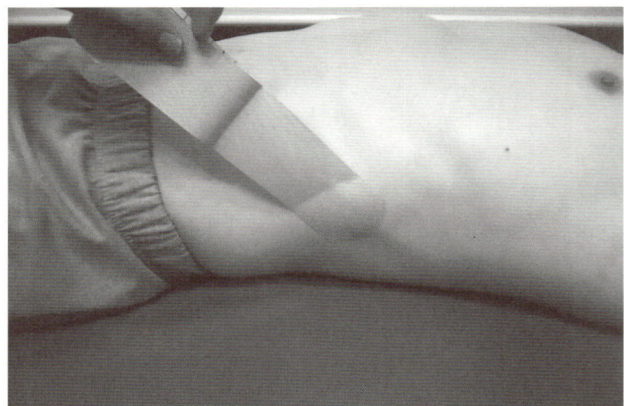

2
갈비뼈 외측에 테이프를 붙이고 한쪽 무릎을 세운 상태에서 반대편으로 스트레칭을 한다. 그리고 테이프를 배꼽 아래로 붙인다. 이때 주의해야 할 점이 있다. 뱃살은 약한 곳이다. 그러니 다른 곳에 테이핑할 때보다 당기지 않도록 더욱 조심한다.

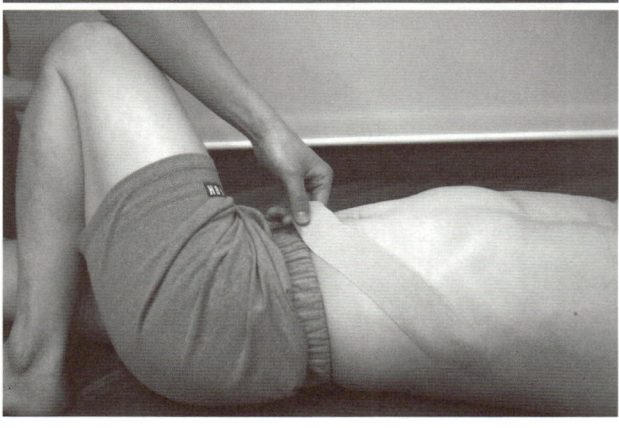

② 어깨

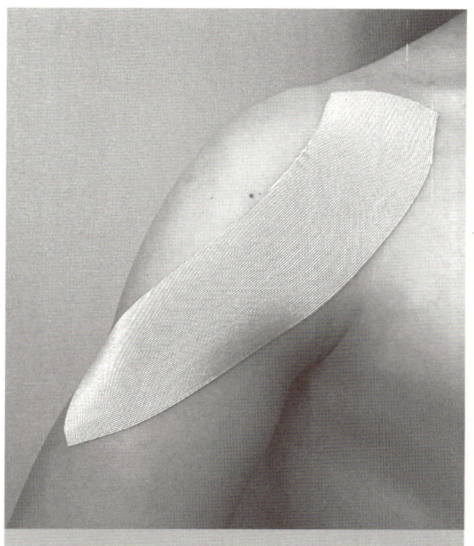

쇄골 끝 3분의 1 지점에서 앞쪽 삼각근 라인으로 붙인다.

③ 허벅지

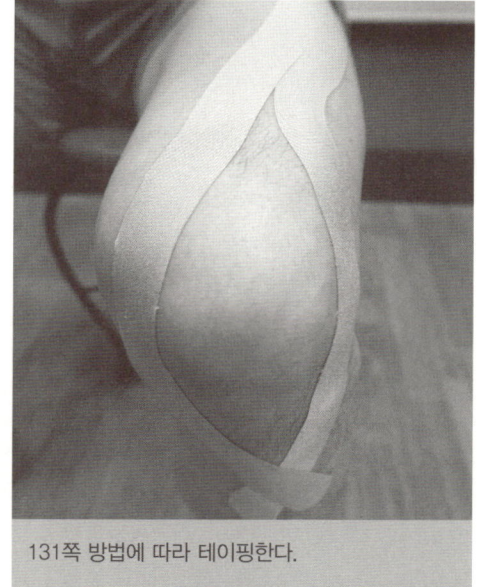

131쪽 방법에 따라 테이핑한다.

④ 종아리

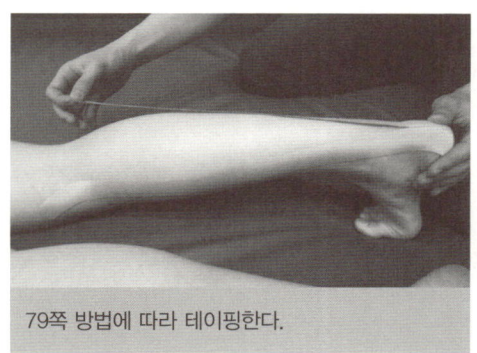

79쪽 방법에 따라 테이핑한다.

⑤ 팔뚝

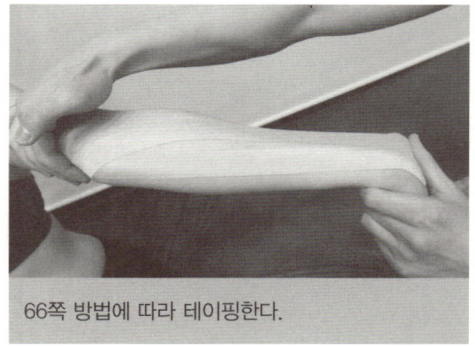

66쪽 방법에 따라 테이핑한다.

골프

예전에는 골프가 부의 상징이었지만, 스크린 골프가 생기면서 대중화되었다. 누구나 쉽게 골프를 접할 수 있게 된 것이다. 그러다 보니 제대로 동작을 익히지 않은 초보도 스크린 골프장에서 마구 스윙을 하다가 문제가 생기기도 한다. 물론 강습을 잘 받았지만 오랜 시간 골프를 치다보니 발생하는 문제도 있다. 골프를 치려면 마지막 순간 왼발에 체중을 실어야 한다. 왼발을 땅에 고정한 상태로 골반, 허리 어깨를 회전해야 하므로 왼쪽 발목과 무릎에 항상 무리가 가게 된다. 그리고 몸통이 회전하는 데 사용되는 근육, 어깨와 팔꿈치로 고생하는 골퍼가 많다. 몸이 뻣뻣한 사람이 골프를 칠 경우 갈비뼈가 부러지는 경우도 종종 발생한다. 골프는 한 방향 운동이기 때문에 각별히 좌우 균형에 신경을 써야 한다.

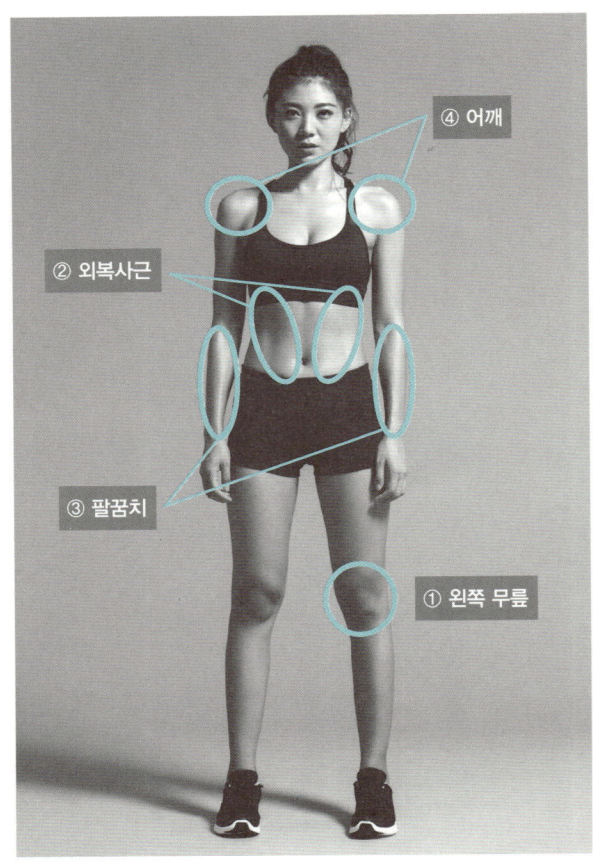

④ 어깨
② 외복사근
③ 팔꿈치
① 왼쪽 무릎

① 왼쪽 무릎

제대로 체중 이동을 하게 되면 무릎 외측부에 힘이 실리게 된다. 힘을 실은 상태에서 회전이 되기 때문에 무리가 온다. 그러니 무릎 외측부에 테이핑을 한다.

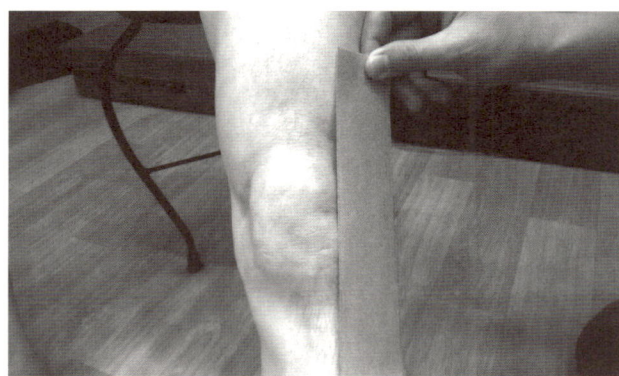

1
무릎 아래부터 무릎 위까지 길이에 맞춰 테이프를 자른다.

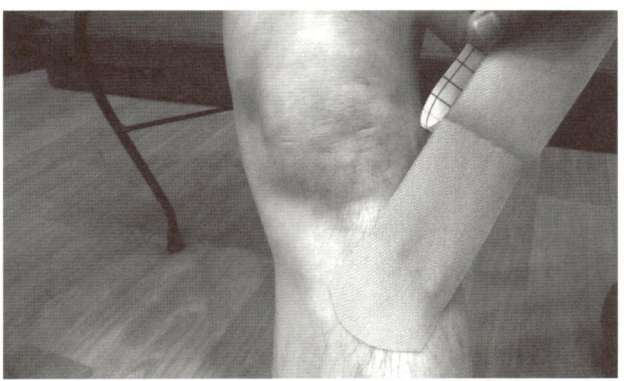

2
무릎이 끝나는 부분에 테이프를 붙인다.

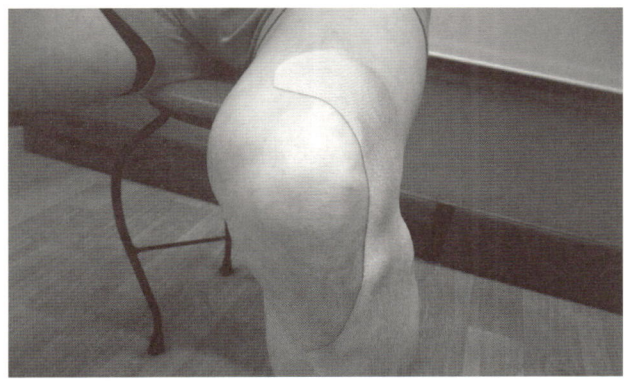

3
무릎을 구부려서 스트레칭하고 무릎 바깥 선을 따라서 감아준다.

② 외복사근

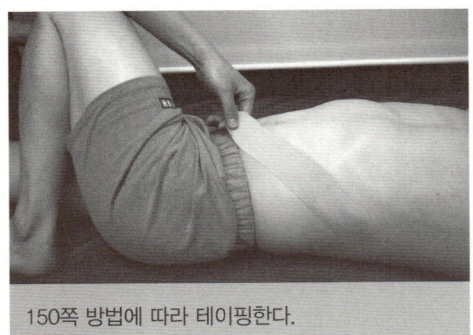

150쪽 방법에 따라 테이핑한다.

③ 팔꿈치

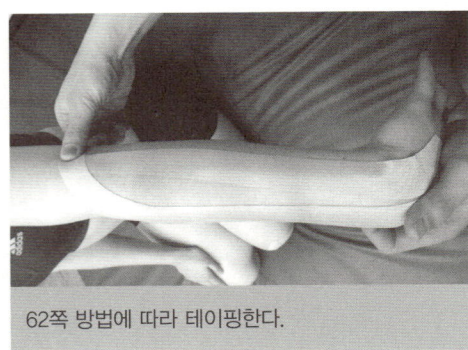

62쪽 방법에 따라 테이핑한다.

④ 어깨

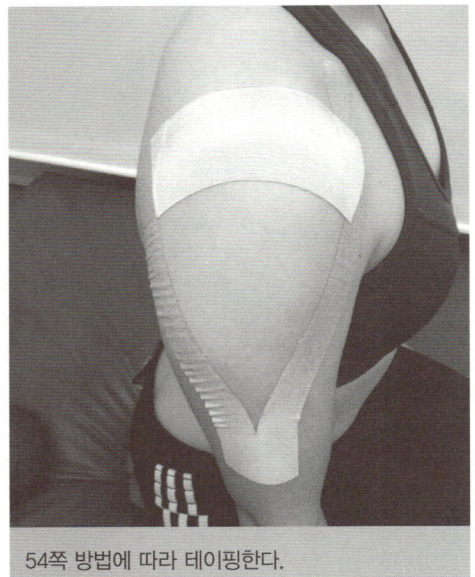

54쪽 방법에 따라 테이핑한다.

9 태권도

태권도를 오랫동안 하다보면 골반이 아래로 내려가는 패턴이 생긴다. 발차기를 할 때 다리를 높이 움직이려면 허벅지 뒤쪽 햄스트링이 자극을 받는데, 이 근육이 골반과 연결되어 있기 때문이다. 골반이 내려가면 보상 작용으로 등이 휠 수 있다. 태권도를 할 때 발견되는 또 다른 현상 역시 다리와 관련이 있다. 허벅지를 많이 올리다 보면 골반과 허벅지 앞쪽 대퇴사두근이 굳는데, 이로 인해 무릎이 뻣뻣해지거나 통증이 발생한다. 태권도를 하면서 바른 몸을 유지하며 통증을 줄여주는 데도 테이핑은 유효하다.

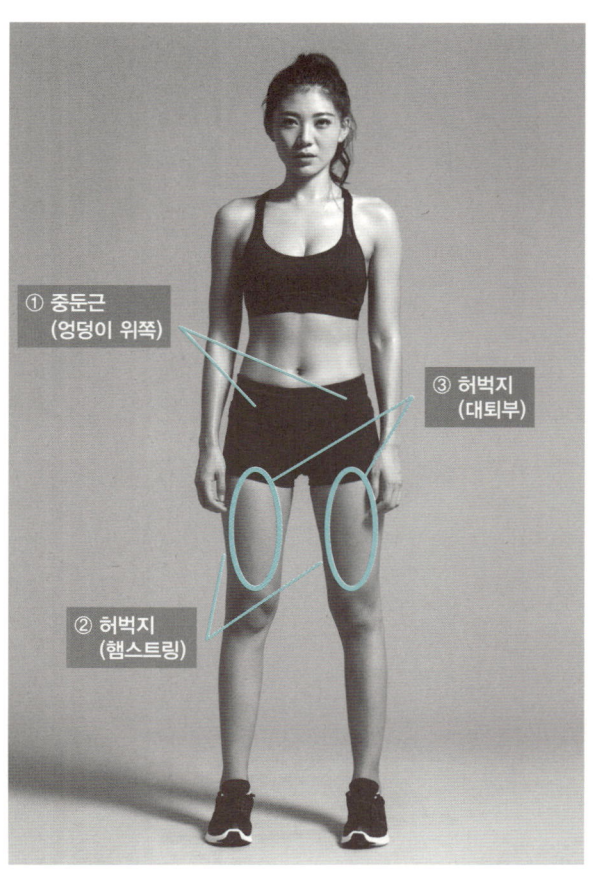

부록 생활체육 종목별 테이핑 가이드

① 중둔근

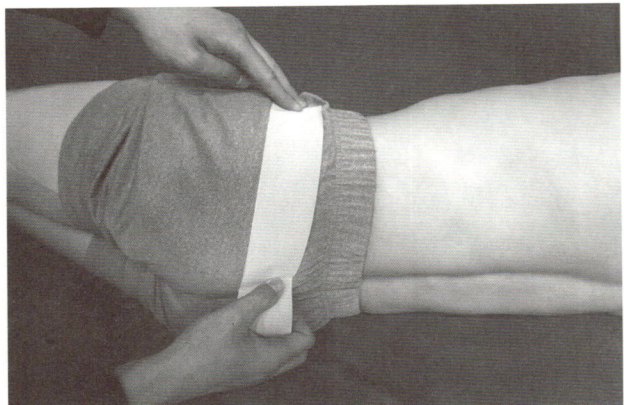

1
골반 옆면에서 중심까지의 길이에 맞춰 테이프를 자른다.

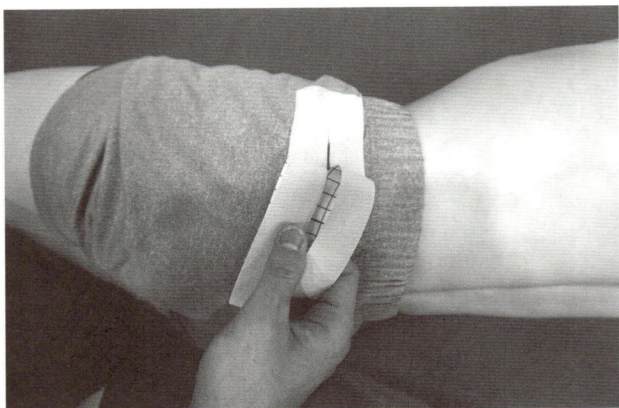

2
Y자로 만들어서 옆면을 먼저 부착한다.

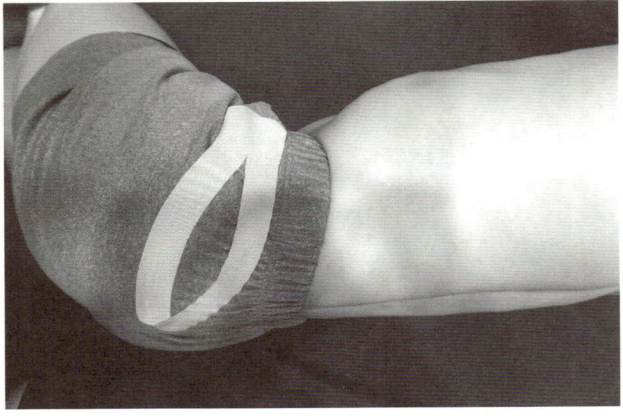

3
근육을 감싸듯이 좌우로 붙인다.

② 허벅지(햄스트링)

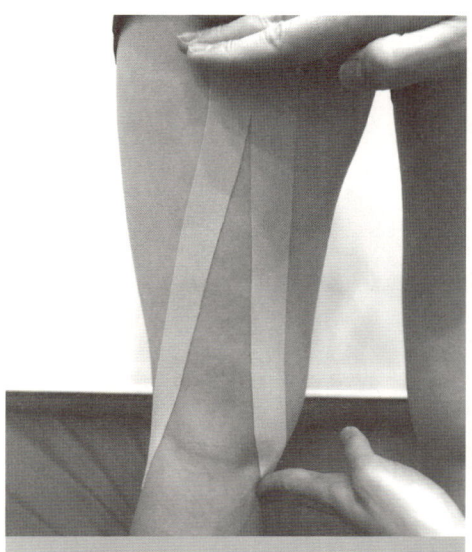

70쪽 방법에 따라 테이핑한다.

③ 허벅지(대퇴부)

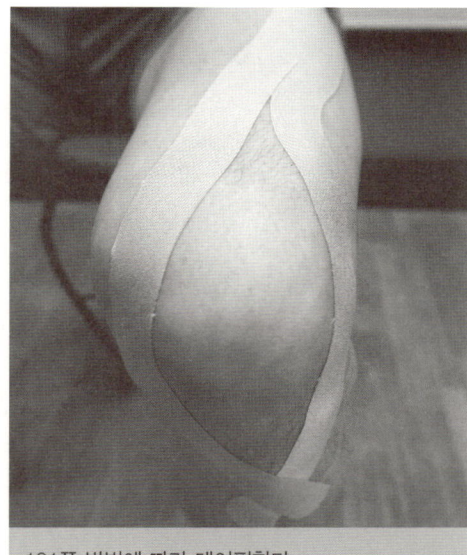

131쪽 방법에 따라 테이핑한다.

10 주짓수

새롭게 뜨는 운동 중 하나가 주짓수다. 주짓수는 자신의 몸을 방어하며 상대의 힘을 역으로 이용해서 공격을 할 수 있다. 또한 다이어트에도 도움이 된다. 주짓수는 크게 공격과 수비로 나눌 수 있다. 공격할 때는 당기는 근육을 많이 쓰고, 수비할 때는 미는 근육을 많이 쓴다. 당기는 동작에는 등 근육과 이두근이 영향을 주고, 미는 동작에는 가슴 근육과 삼두근이 영향을 준다. 사람의 몸은 쓸수록 강해진다고 하지만, 근육에는 수명이 있다. 오랫동안 건강하게 잘 쓰려면 관리를 잘해야 한다. 관리를 잘한다는 것은 강하게 할 트레이닝할 때도 있지만 유연하게 스트레칭을 할 때도 있으며 적절한 휴식

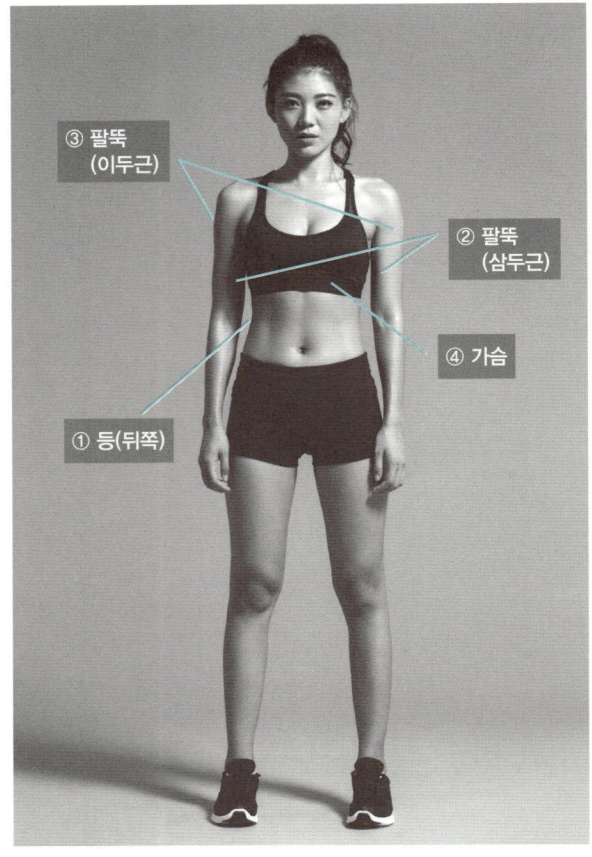

과 영양 섭취가 뒤따르게 한다는 뜻이다. 강화 운동, 스트레칭, 휴식, 영양 공급의 네 박자가 잘 맞을 때 우리는 몸을 건강하게 오랫동안 쓸 수 있다. 테이프를 이용하면 강화와 스트레칭 그리고 휴식을 효율적으로 할 수 있다. 테이핑이 영양을 직접 공급할 수는 없지만 영양 전달을 간접적으로 도울 수는 있다.

① 등

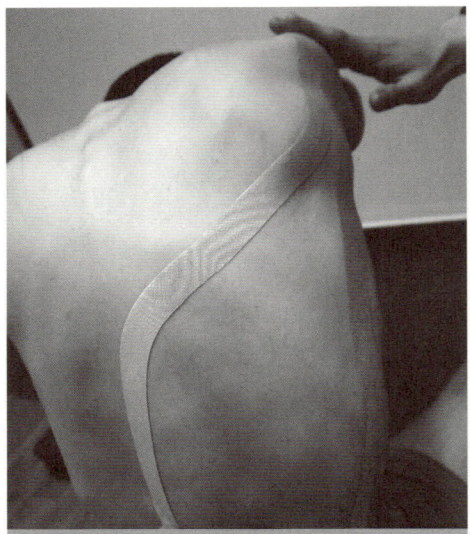

141쪽 방법에 따라 테이핑한다.

② 팔뚝(삼두근)

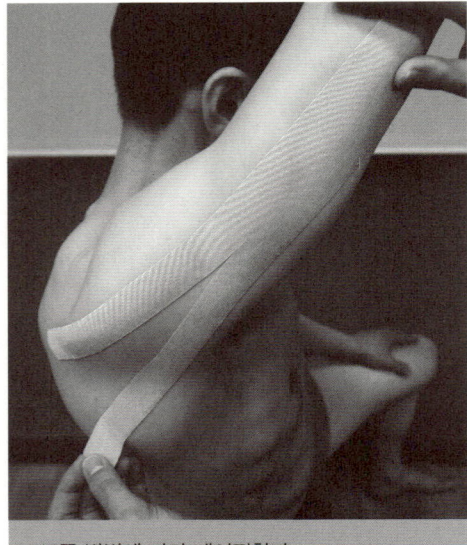

147쪽 방법에 따라 테이핑한다.

③ 팔뚝(이두근)

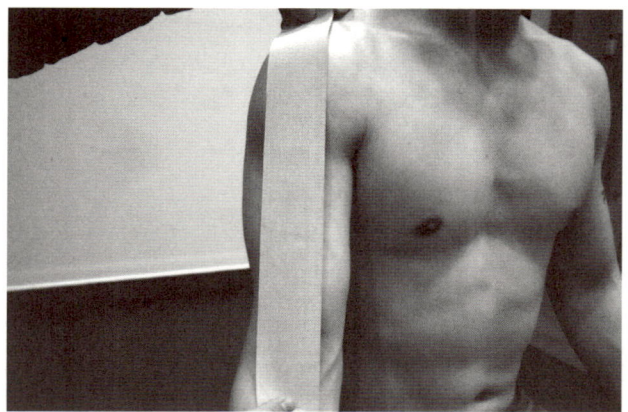

1
팔꿈치 아래부터 어깨까지 길이에 맞춰 테이프를 자르고 Y자로 만든다.

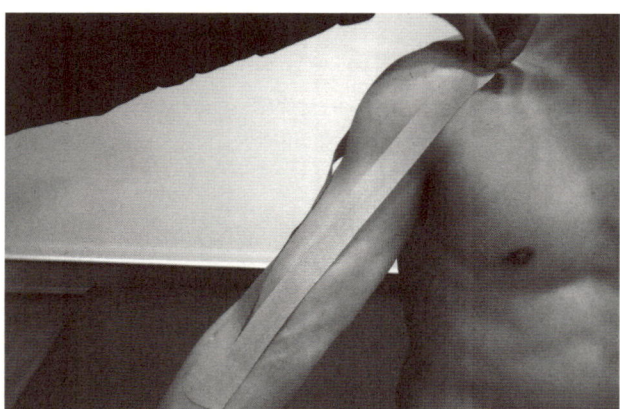

2
팔꿈치 안쪽 아래에 붙이고 안쪽 테이프는 쇄골 끝 부분에 스트레칭 후 붙인다.

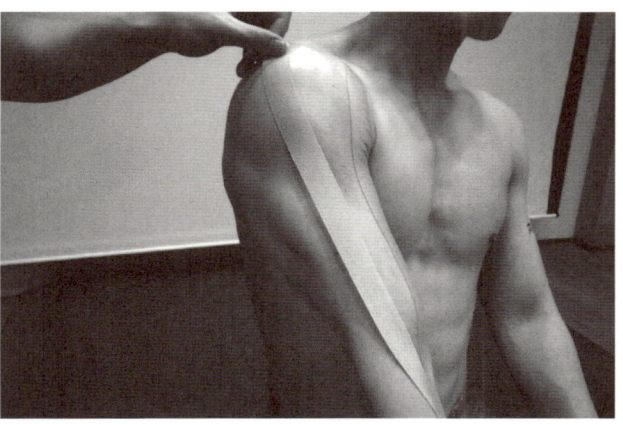

3
바깥쪽은 스트레칭 후 중삼각근 중간 부분에 붙인다.

④ 가슴

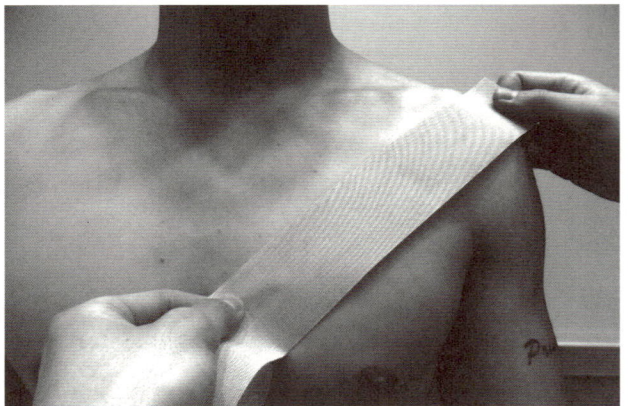

1
어깨에서 흉골 쪽, 즉 가슴 아래까지 길이에 맞춰 테이프를 자른다.

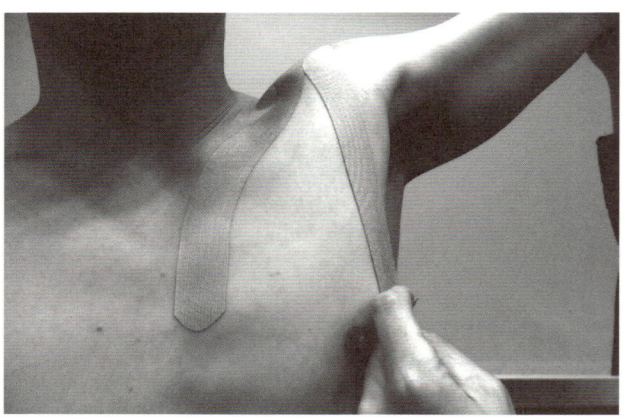

2
Y자로 자르고 어깨 바깥쪽에 붙이고 손을 위로 올려서 스트레칭한 상태에서 바깥쪽을 가슴라인으로 붙인다.

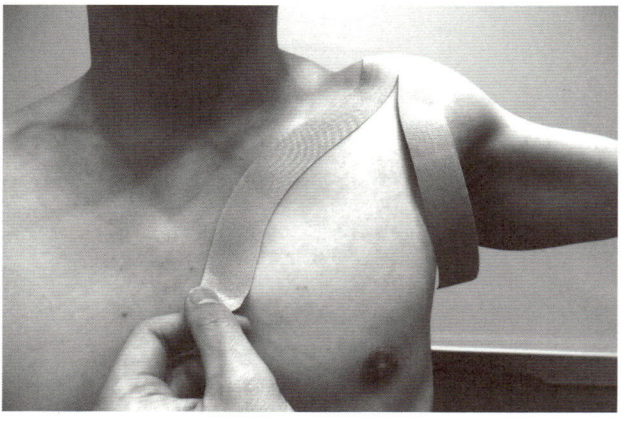

3
손을 옆으로 올려서 스트레칭을 하고 쇄골부를 붙인다.

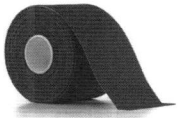

사진 모델

천상수(남)
타이탄 새천년태권도 관장, 타이탄 품새 입시반 운영, 호주 빅토리아대학교 한국지사 외래교수

방유경(여)
타이탄 새천년 태권도 사범, 타이탄 품새선수단 코치

바른몸연구소

BRM 테이핑 관련 문의 | goodbody119@naver.com

돈 쓰지 않고 자세 바로잡는 책

초판 1쇄 발행 · 2018년 5월 5일

지은이 · 김재원
펴낸이 · 김동하

펴낸곳 · 피오르드
출판신고 · 2017년 5월 30일 제2017-000149호
주소 · (03955) 서울시 마포구 방울내로9안길 32, 2층(망원동)
문의 · (070) 7853-8600
팩스 · (02) 6020-8601
블로그 · books-garden1.blog.me
이메일 · books-garden1@naver.com
ISBN 979-11-87604-57-0 (13510)

- 이 책은 저작권법에 따라 보호받는 저작물이므로 무단 전재와 무단 복제를 금합니다.
- 잘못된 책은 구입처에서 바꾸어 드립니다.
- 책값은 뒤표지에 있습니다.
- 이 도서의 국립중앙도서관 출판예정도서목록(CIP)은 서지정보유통지원시스템 홈페이지(http://seoji.nl.go.kr)와 국가자료공동목록시스템(http://www.nl.go.kr/kolisnet)에서 이용하실 수 있습니다. (CIP제어번호 : CIP2018012180)
- **피오르드**는 책들의정원의 취미·실용 전문 브랜드입니다.